Rosa Colitis
Von Po bis Zunge
Morbus Crohn von A – Z

W0390025

Rosa Colitis

Von Po bis Zunge

Ein Leben mit Morbus Crohn –

Dieses Werk einschließlich aller seiner Teile ist urheberrechtlich geschützt. Alle Rechte, auch die des Nachdruckes, der Wiedergabe in jeder Form und der Übersetzung in andere Sprachen behalten sich Urheber und Verleger vor. Jede Verwertung - auch nur auszugsweise Verwertung - und jegliche Form der Wiedergabe außerhalb der engen Grenzen des Urheberrechtsgesetzes ist ohne Zustimmung und schriftliche Genehmigung des Verlages bzw. des Urhebers unzulässig und strafbar. Dies gilt insbesondere für Übersetzungen, Vervielfältigung, Verarbeitung, Abschrift, Entnahme, systematische Auswertung, Verbreitung, Vortrag, Funk, Fernsehsendung, Telefonübertragung, den fotomechanischen Weg (Fotokopie, Mikrokopie), Magnettonverfahren, Mikroverfilmung, Einspeicherung und Verarbeitung in oder mit elektronischen bzw. mechanischen Systemen. Dies betrifft das Werk sowie Teile daraus, Abbildungen und Tabellen.

Die in diesem Werk ohne besondere Kennzeichnung aufgeführten Gebrauchsnamen, Handelsnamen, Warenbezeichnungen usw. berechtigt nicht zu der Annahme, dass solche Namen ohne Weiteres von jedem benützt werden dürfen. Vielmehr kann es sich häufig um gesetzlich geschützte Warenzeichen handeln.

Um den Textfluss nicht zu stören, wurde stets die grammatikalisch männliche Form gewählt. Selbstverständlich sind in diesen Fällen immer Frauen und Männer gemeint.

Ähnlichkeiten zwischen Personen dieses Werks und lebenden oder toten Personen sowie Handlungen wären rein zufällig und unbeabsichtigt. Für den Inhalt ist die Autorin verantwortlich

Haftungsausschluss. Der Inhalt dieses Buches ist sorgfältig recherchiert und erarbeitet worden. Dennoch können weder Autor noch Verlag für Angaben im Buch eine Haftung übernehmen.

©2012 Athene Media-Verlag (www.athene-media.de)
Erstausgabe
Alle Rechte vorbehalten.
Printed in Germany
ISBN 978-3-86992-106-8

Beipackzettel:

Liebe Patientin, lieber Patient, Angehörige, Freunde, Partner oder einfach nur Interessierte!

Bitte lesen Sie die folgende Gebrauchsinformation aufmerksam, weil sie wichtige Informationen darüber enthält, was Sie bei der Anwendung dieser persönlichen Krankengeschichte beachten sollten. Wenden Sie sich bei Fragen bitte an Ihren Arzt oder an mich, die Autorin!

Zusammensetzung:
Weiblich, Jahrgang 1960.

Darreichungsform und Inhalt:
Seit circa 33 Jahren Morbus Crohn.

Anwendungsgebiete:
Für Betroffene, deren Angehörige oder einfach nur Interessierte.

Gegenanzeigen:
Wann darf die Krankengeschichte auf gar keinen Fall gelesen werden?

- Wenn man Angst davor hat, zu wissen, was alles bei einer Krankheit wie Morbus Crohn passieren kann – *kann, nicht muss!*
- In diesem Fall sollten Sie das Buch umgehend und ungelesen entsorgen!

Vorsichtsmaßnahmen für die Anwendung und Warnhinweise:
Alles, was ich in dieser Geschichte erzähle, ist die Wahrheit

und mir wirklich passiert. Allerdings habe ich einen sehr schweren Verlauf und ich möchte ausdrücklich darauf hinweisen, dass ich inzwischen unzählige Morbus Crohn Patienten mit einem wesentlich harmloseren Verlauf kenne:

Viele Crohnis führen ein ganz normales Leben und haben so gut wie keine Einschränkungen.

Wechselwirkungen mit anderen Betroffenen, deren Angehörigen und allen, die einen Crohni kennen und vielleicht sogar lieben: Ich möchte auf gar keinen Fall Angst machen, sondern einfach nur dazu beitragen, ein Tabuthema etwas mehr in die Öffentlichkeit zu bringen!

Dosierungsanleitung:
Jeder, der die Diagnose Morbus Crohn bekommt, ist zunächst sehr erschrocken. Leider habe ich auch nach 33 Jahren Crohn immer noch kein optimales Rezept dafür, wie man mit solch einer Krankheit umgehen sollte. Jeder muss seinen eigenen, für ihn selbst richtigen Weg finden. Ein *richtig* oder *falsch* gibt es dabei meiner persönlichen Meinung nach nicht.

Nebenwirkungen:
Mit Morbus Crohn lebt es sich anders.
Intensiver, bewusster, sensibler …

1977 war ich 17 Jahre jung und genau wie alle anderen in meinem Alter hatte ich Zukunftsträume.

Ich wuchs in einem Geschäftshaushalt auf. Meine Eltern betrieben eine Gaststätte mit einer kleinen Pension und einen landwirtschaftlichen Betrieb. Viel Zeit für mich war nicht übrig.

Ich träumte davon, Goldschmiedin zu werden, doch meinen Eltern erzählte ich nichts davon. Meine Mutter setzte voraus, dass ich irgendwann den elterlichen Betrieb, in dem ich inzwischen arbeitete, übernahm.

Meine Eltern hatten aus dem Nichts den kleinen, gut florierenden Betrieb geschaffen und waren sehr stolz darauf. Daher fehlte mir der Mut, ihnen zu offenbaren, dass ich einen völlig anderen Beruf erlernen wollte.

Ohne meinen Eltern ein Wort davon zu sagen, suchte ich nach einer Lehrstelle in meinem Traumberuf. Schließlich hatte ich Glück, in einer von meinem Heimatort vierzig Kilometer entfernten Kleinstadt.

Ein älteres Ehepaar betrieb dort einen Juwelierladen mit einer Werkstatt, in der nicht nur Reparaturen erledigt wurden, sondern auch eigens designte Schmuckstücke hergestellt wurden. Genau das wollte ich. Dieser Job war für mich wie maßgeschneidert.

Mein zukünftiger Chef ließ sich erfreulicherweise darauf ein, meinen 18. Geburtstag abzuwarten, an dem ich eigenhändig meinen Lehrvertrag unterschreiben wollte.

So konnte ich mein kleines Geheimnis noch etwas für mich behalten, um einen günstigen Zeitpunkt abzuwarten, es meinen Eltern zu erzählen.

In den folgenden Wochen fieberte ich meinem Geburtstag entgegen und konnte es kaum erwarten, den Job anzutreten. Meinen Eltern erzählte ich immer noch nichts davon. Die Enttäuschung, die ich ihnen zwangsläufig zufügen würde, schob ich weiterhin vor mir her. Irgendwie schien nie der richtige

Zeitpunkt zu sein.

Im Sommer 1977 fuhr ich mit meinem damaligen Freund Jochen, meiner Freundin Sabine und ihrem Freund Michael in Urlaub. Die Reise ging mit einem altersschwachen VW in Richtung ehemaliges Jugoslawien. Es war mein erster Urlaub ohne Eltern und daher aufregend und spannend.

Mein Bauch brummelte schon seit Monaten unangenehm und laut, meist zu unpassenden Gelegenheiten. Nach dem Essen spürte ich häufig ein Kneifen und in den letzten Wochen war mir aufgefallen, dass ich öfter als sonst zur Toilette musste.

Von 1986 bis 1987 hatte ich, zunächst unmerklich, etwa zehn Kilo abgenommen. Ich dachte nicht weiter darüber nach. Da ich mich ohnehin etwas zu dick fühlte, freute ich mich sogar über meine Gewichtsabnahme. Bei 1,62 m Größe wog ich nun 55 kg. Für mich war das mein absolutes Wohlfühlgewicht zu jener Zeit.

In diesem Urlaub wurde mein Durchfall fortlaufend heftiger. Da wir teilweise in unserem altersschwachen Käfer schliefen, unregelmäßig aßen und die hygienischen Gegebenheiten nicht gerade optimal waren, dachte ich, meine zahlreichen und oft plötzlichen Toilettengänge, hätte ich diesen Umständen zu verdanken.

Mein damals heiß und innig geliebter Jochen schlug oft genervt seine rot bewimperten Augenlider nach oben, wenn ich, mit einer Klopapierrolle bewaffnet, in den nächstgelegenen Büschen verschwand.

Schnell lernte ich, diesen Umstand zu verheimlichen. Ich ließ mir alle möglichen und unmöglichen Ausreden einfallen, wenn ich mal wieder schnell verschwinden musste.

In diesem Urlaub aß ich so wenig wie möglich. Nach dem Motto: Wenn oben nichts reinkommt, kommt unten nichts raus.

Trotzdem genoss ich diese Zeit. Wir feierten oft, bis spät in die Nacht hinein, sahen uns Land und Leute an, genossen den

Strand und das Meer. Vor allem aber genossen wir eins: Die große Freiheit, denn für Sabine und mich war es der erste Urlaub ohne Eltern.

Sabine und ich waren erst 17 und wir hatten wochenlang unsere Eltern genervt, diesen Urlaub machen zu dürfen. Unsere Freude waren fünf Jahre älter als wir und hatten es daher einfacher gehabt.

Nach vierzehn Tagen war unser knapp bemessenes Geld ausgegeben und unser Urlaub ging zu Ende.

Schon auf der Heimreise bemerkte ich, dass ich völlig ausgepowert war. Ich schlief fast nur, fühlte mich etwas fiebrig und musste Jochen dauernd bitten, an der nächsten Raststätte anzuhalten. Mein Durchfall war noch heftiger geworden und mir standen, sobald ich den Drang hatte meinen Darm zu entleeren, die Schweißperlen auf der Stirn.

Es war eine für mich unglaublich peinliche Situation. Der Gedanke, es nicht mehr zur Toilette oder ins nächste Gebüsch zu schaffen, zermürbte mich.

Letztlich verkniff ich mir auch noch das Trinken in der Hoffnung, so meine Toilettengänge etwas in den Griff zu bekommen.

Auch Sabine und Michael waren inzwischen von den häufigen Stopps genervt und verabschiedeten sich auf der Hälfte der Heimreise von uns. Sie fuhren in ihrem ebenfalls altersschwachen VW allein weiter.

Jochens Stimmung war nun auf dem Nullpunkt. Michael und er hatten auf der Autobahn einige Wettrennen gefahren, um sich so die stupide und langweilige Fahrt zu versüßen. Nun saß Jochen schweigsam am Steuer und schaute verbissen auf den Mittelstreifen. Er war stocksauer. Ich zog meine Beine nah an meinen Körper und kniff meine Pobacken zusammen. In dieser Haltung saß ich nun neben ihm, starrte aus dem Seitenfenster und versuchte die Landschaft zu genießen. Irgendwie schaffte ich es, so meinen Stuhlgang zu unterdrücken und ihn nicht mehr darum zu bitten, anzuhalten. Wir hielten nur noch zu den üblichen Pausen und zum Tanken und ich betete inständig, nicht, so wie auf der Hinfahrt, in einen Stau zu kommen.

Endlich waren wir Daheim und ich war völlig geschafft. Erschöpft schleppte ich den Koffer die Treppe zu unserer Kneipe hinauf. Etwas außer Atem ging ich hinein, und als mein Vater mich erblickte, bemerkte ich, dass er mich entsetzt anstarrte. Ich bemerkte, wie er fast unmerklich den Kopf schüttelte.

Ich begrüßte meine Eltern und die anwesenden Gäste kurz und schleppte danach meinen Koffer weitere Treppen hinauf auf meine Zimmer. Etwas atemlos ließ ich das schwere Ding aus meinen Händen gleiten und sah mich nun selbst in dem mannshohen Spiegel an meinem Kleiderschrank.

Blitzartig verstand ich nun auch den entsetzten Blick meines Vaters. Ich sah grauenhaft aus!

Meine Wangen waren hochrot vom Fieber, die Lippen spröde und trocken, das ganze Gesicht glänzte wie eine Speckschwarte und wirkte eingefallen. Die Haare klebten verschwitzt an meiner Stirn und ich hatte tiefe dunkle Augenränder. Die Jeans, die ich erst kurz vor dem Urlaub gekauft hatte, schlotterte um meine Beine herum.

Ich war sehr erschrocken, als ich das Häufchen Elend, das mir aus dem Spiegel entgegenstarrte, sah. Mechanisch sagte ich, als es leise an meiner Tür klopfte: „Herein."

Zu meiner Überraschung stand mein Vater in der Tür. Er kam niemals in mein Zimmer! Da der Betrieb meiner Eltern nur sehr wenig Privatsphäre zuließ, hatte ich mein Reich zur Tabuzone erklärt und er hielt sich bisher konsequent an meinen Wunsch. Mein Vater betrat mein Zimmer, schloss die Tür und setze sich auf den Koffer, der immer noch mitten im Raum stand. Seine Stimme klang unnachgiebig, als er sagte: „Du hörst ab sofort mit deiner komischen Diät auf! Es wird wieder normal gegessen! Du siehst aus wie ein Gespenst!"

Verdattert sah ich ihn an.

Sicher, ich hatte in den letzten Jahren des Öfteren eine Diät angefangen, doch nach zwei bis drei Tagen gab ich letztlich immer auf. Auch die letzten Monate vor dem Urlaub veränderte ich mein Essverhalten etwas. Da sich manchmal Durchfälle eingestellt hatten, aß ich, wenn ich unterwegs war, weniger.

Ich versuchte meinen Papa zu beschwichtigen und erzählte von meinen Durchfällen im Urlaub. Schließlich gab er sich mit meinen Erklärungen zufrieden und wir kamen überein, dass mich wahrscheinlich „die Rache Montezumas", eine typische Reisekrankheit, ergriff. Ich wollte nur noch ins Bett und schlafen und mein Vater verließ mein Zimmer. Völlig kraftlos sank ich in mein Bett und schlief sofort traumlos, lange und tief.

Erst am nächsten Tag, in der Mittagszeit, wachte ich wieder auf. Noch nicht einmal unsere Gäste, die an meinem Zimmer vorbei mussten, um in den Speisesaal zu gelangen, hatten es geschafft, mich aus meinem fast komatösen Schlaf zu wecken.

Ich fühlte mich immer noch angeschlagen, jedoch besser als den Abend zuvor. Der Blick in den Spiegel zeigte mir ein etwas frischeres Bild.

Nachdem ich mich aufraffte, unter die Dusche zu gehen, stieg ich gewohnheitsmäßig auf die Waage. 44 Kilogramm! Ich hatte elf Kilo abgenommen, in vierzehn Tagen! Eigentlich hätte mich das alarmieren sollen, doch ich dachte mir immer noch nichts Böses dabei und schob die Gewichtsabnahme auf die Reisekrankheit.

In den nächsten Wochen beruhigte sich mein Bauch wieder etwas. Meine Toilettengänge wurde wieder etwas reduzierter, blieben jedoch über der Norm. Mein Vater achtete sehr darauf, dass ich regelmäßig aß. Den Gang auf meine Waage, sah ich zu dem Zeitpunkt als unnötig, denn zu dick fühlte ich mich nicht mehr. Dass ich eigentlich viel zu dünn war, bemerkte ich noch nicht einmal. Mein Bauch brummelte immer noch lautstark und das Kneifen darin wandelte sich zunächst unmerklich in leichte Schmerzen um.

Mein 18. Geburtstag rückte immer näher. Wie die meisten Teenies freute ich mich sehr darauf. Für mich bedeutete es nicht nur, mehr Freiheit, den Führerschein und die sonst üblichen Dinge. Nein, ich fieberte immer mehr meinem, Traumjob entgegen. Dies meinen Eltern zu erzählen, schob ich weiterhin vor mir her.

Eines Morgens entdeckte ich entsetzt Blut im Stuhl. Endlich war ich alarmiert. Ich konnte mir nun nicht mehr vormachen, die Durchfälle hätten eine harmlose Ursache. Dennoch ging hinunter in unsere Küche, um das Frühstück für unsere Gäste herzurichten. Wie jeden Morgen saß mein Vater am Küchentisch und trank seinen letzten Kaffee, bevor er mit der Arbeit in unserem landwirtschaftlichen Betrieb begann. Sofort sah er mir an, dass irgendetwas passiert war, und sprach mich darauf an.

Ihm gegenüber hatte es keinen Sinn, meine Entdeckung zu verschweigen. Als ich ihm von dem Blut im Stuhl erzählte, sah ich sofort Panik in seinen Augen. Der sonst so besonnene Mann, von dem ich bisher dachte, ihn könne nichts aus der Ruhe bringen, war außer sich. Der Gedanke, sein einziges Kind sei ernsthaft krank, trieb ihm die Tränen in die Augen. Seine Bemühungen, seine wahrhafte Besorgnis zu verstecken, erschreckten mich noch mehr.

„Bin ich wirklich ernstlich krank?“ schoss es mir beunruhigend durch den Kopf. Bisher war ich, die üblichen Kinderkrankheiten ausgenommen, nie krank gewesen. Selbst akute grippale Infekte hatten mich nie lange im Bett gehalten. Bislang war ich kerngesund.

Da ich schon immer ein positiv denkender Mensch war, hielt ich mich nicht lange mit diesen trüben Gedanken auf. Ich dachte, das Blut im Stuhl habe eine harmlose Ursache, die mit ein paar Tabletten schnell wieder in den Griff zu kriegen ist.

Der Termin beim Arzt wurde noch am gleichen Morgen gemacht und ein paar Stunden später saß ich, mit meiner Mutter als Beistand, in seinem Sprechzimmer. Sofort, nachdem ich ihm von meiner Reise nach Jugoslawien erzählte, stand seine Diagnose fest: Salmonellen! Ansteckend! Der Auslöser: das Essen der von Mitteleuropäern ungewohnten, mit Salmonellen verseuchten Speisen.

Trara … endlich bekam ich eine Diagnose. Ich war fast glücklich darüber, denn ich wusste, dass Salmonellen relativ schnell ausgemerzt werden konnten. Nicht schön, jedoch heilbar.

Sofort fand ich mich damit ab, ein paar Wochen im Krankenhaus zu sein, um danach mit frischer Energie meine Lehrstelle antreten zu können. Genau dies war nun noch meine einzige Sorge: meinen Traumberuf nicht rechtzeitig antreten zu können und deswegen meinen Lehrvertrag gekündigt zu bekommen.

Wieder zuhause rief ich heimlich und besorgt bei dem netten Ehepaar an. Doch die versicherten mir, auch wenn ich nicht zum üblichen Termin vollkommen wiederhergestellt sei, dass meine Lehrstelle auf mich warte. Ich war überglücklich von der positiven Nachricht und ließ mich kurz darauf von meiner Mutter ins nächstgelegene Krankenhaus fahren.

Nach der üblichen Aufnahme mit der Anamnese wurde ich in den Keller des Hauses verfrachtet. Isolierstation. Ich war ja ansteckend! Ein klitzekleines Zimmer mit Bad und WC. Die Menschen, die mich besuchten, mussten draußen am Fenster stehen.

Ich fühlte mich wie ein Affe im Zoo. Regnete es, stand mein Besuch mit Regenschirm dort. Wollten meine Lieben die Mitbringsel abgeben, mussten sie in das Krankenhaus, um die mitgebrachten „Bananen“ und diverse Dinge an der Eingangstür der Station abzugeben. Das Pflegepersonal, sowie die Ärzte, betraten den kleinen Raum mit Mundschutz und in einem noch kleineren Vorraum aufgehängten Kitteln. Meinem Stuhl, Urin und sogar dem Abwasser der Dusche wurden chemische Mittel zugefügt, bevor sie in das Kanalsystem entlassen wurden. Erfreulicherweise war das Pflegepersonal sehr freundlich und liebevoll. Wenn es die Zeit zuließ, kamen sie zu mir, um sich mit mir zu unterhalten. Ich hatte Telefon und einen kleinen Fernseher brachten mir meine Eltern mit. Daher war ich nicht völlig von der Außenwelt abgeschnitten. Außerdem las ich sehr viel. Fortwährend liefen weitere Untersuchungen und ich wunderte mich sehr darüber, da die Diagnose für mich schon feststand. Zu fragen, warum dies so war, traute ich mich leider nicht, denn ich hatte viel zu großen Respekt vor meinem sehr dominanten Stationsarzt, einem Gott in Weiß.

Gegen den Durchfall bekam ich Imodium®, ein Mittel, das die Peristaltik des Darms etwas reduziert. Leider half es nicht ausreichend. Außerdem bekam ich noch ein Antibiotikum.

Ein Ultraschall wurde gemacht, ich wurde von oben und unten, mit und ohne Kontrastmittel geröntgt und eine Gastroskopie wurde durchgeführt. Zu guter Letzt wurde ich für eine Endoskopie vorbereitet. Damals eine äußerst eklige und mit meinem, vom Durchfall lädierten Schließmuskel, schmerzhafte Untersuchung. Zu jener Zeit musste man noch zehn Liter einer abführenden, salzig schmeckenden Lösung trinken, um den Darm zu reinigen.

Die letzten Becher trinkend, saß ich weinend auf dem Klo mit einem Eimer im Arm. Die Flüssigkeit schoss oben und unten gleichzeitig aus mir heraus.

Als der Pfleger, der hin und wieder bei mir reinschaute, sah, wie elend es mir ging, bat er mich, in die Toilettenschüssel sehen zu dürfen. Mir war dies unglaublich peinlich, doch er redete mir verständnisvoll zu und ich ließ ihn, immer noch etwas widerwillig, meine Ausscheidungen betrachten. Als er sah, dass nur noch eine helle, flüssige Brühe zu sehen war, erlaubte er mir, mit dem Trinken aufzuhören. Ich war erleichtert und krabbelte in mein Bett, um auf die Darmspiegelung zu warten. Zwischenzeitlich musste ich immer noch auf Toilette, doch irgendwann war ich vollkommen leer.

Erst nachmittags wurde ich in den Untersuchungsraum geführt. Nachdem ich mich unten herum entkleidete, wurde ich aufgefordert, mich auf den harten und kalten Untersuchungstisch zu legen.

Die Tür zum Flur stand weit offen und vorbeispazierende Patienten und Besucher schauten neugierig herein. Ich wäre am liebsten im Erdboden versunken. Mutterseelenallein, in einem von Neonleuchten beleuchteten Raum und voller Angst, musste ich nun auch noch die Blicke wildfremder Menschen ertragen. Nicht nur, dass ich halb nackt war, ich fühlte mich nackt bis tief in meine Seele hinein.

Minuten wurden für mich zu Stunden. Ich wartete sehnsüchtig darauf, dass die Untersuchung endlich begann. Am liebsten wäre ich geflohen.

Gefühlte fünf Stunden später kam ein mir fremder Arzt mit einer Schwester in den Raum. Nach einer knappen Begrüßung und ohne weitere Erklärungen begannen sie mit der Untersuchung. Als der Doc den Schlauch in meinen After einführte, durchzuckte ein stechender Schmerz meinen Körper. Die dauernden Durchfälle hatten bewirkt, dass mein Schließmuskel kleine Fissuren davongetragen hatte.

Ich biss auf die Zähne, während der Arzt den Schlauch in meinen Darm schob. Kurz darauf schien er irgendetwas entdeckt zu haben. Er bat die Schwester, einen weiteren Arzt dazu zu holen. Damals gab es noch keinen Bildschirm, an dem sich die im Raum befindlichen Menschen die Untersuchung mit ansehen konnten. Maximal zwei Personen linsten durch ein für mich fernrohrartiges Gerät.

Nachdem der zweite Mediziner ein Stück meines Darmes begutachtet hatte, wurde noch ein Dritter dazu geholt. Zwischendurch wurden kleine Pröbchen von meinen Darmwänden abgezwickt. Eine Prozedur, die man kaum bemerkt. Trotzdem war ich kräftemäßig hart an meiner Grenze. Die Luft, die über den Schlauch in meinen Darm geleitet wurde, setze mir zusätzlich zu.

Dadurch, dass mehrere Gastroenterologen nacheinander an der Untersuchung teilnahmen, zog sie sich unwillkürlich in die Länge. Ich war unglaublich erleichtert, als ich endlich zurück in mein Zimmer durfte.

Ich ahnte nun, dass man irgendetwas gefunden hatte, und konnte es kaum erwarten, mit meinem Stationsarzt zu reden. Doch bei der nächsten Visite teilte er mir nur mit, dass man Proben entnommen hatte und zur Untersuchung weggeschickte. Also nichts, was ich nicht schon wusste.

Zermürbende Tage der Ungewissheit folgten. Ich war mir inzwischen sicher, irgendetwas in meinem Darm war nicht so, wie es eigentlich sein sollte.

War ich nun doch ernsthaft krank? Wenn ja, konnte die Erkrankung mit Medikamenten geheilt werden? Oder musste ich etwa operiert werden? Krebs! Hatte ich diese furchtbare Krankheit? Ich bekam Angst. Kurz vor meinem 18. Geburtstag, den ich so freudig erwartete, hatte ich Angst um mein Leben.

Die nächsten Tage drehten sich meine Gedanken im Kreis. Es blieb mir nichts anderes übrig, als auf die Ergebnisse der Proben zu warten. So sehr ich auch grübelte, es brachte mich nicht weiter.

Um mich ein wenig abzulenken, rief ich häufig meine Zimmernachbarin, mit der ich mich anfänglich durch die papierdünnen Wände unterhielt, an. Sie lag wegen einer ansteckenden Gelbsucht auch isoliert. Sie war sehr lebensfroh und tröstete mich oft, zeigte für vieles Verständnis und hatte immer ein offenes Ohr für mich. War ich auch noch so traurig, wenn ich mit Lisa redete, fühlte ich mich besser.

Eines Tages, als mir einfach nur langweilig war, rief ich sie an. Nach einem kurzen Gespräch merkte ich, dass Lisa ungewöhnlich wortkarg war.

Unvermittelt hörte ich es krachen und poltern. Ein leises „Verdammt“ vernahm ich durch die Leitung. „Alles in Ordnung?“, fragte ich besorgt.

Ich hörte, wie Lisa ächzte und weiterhin schimpfte: „Gerade wenn man sich nicht richtig bewegen kann, fällt alles zu Boden! Ich hab`s gleich, Rosa, warte“. Ich hörte, wie sie sich mühsam aus dem Bett hievte, um das Telefon aufzuheben.

Etwas atemlos sprach sie nun wieder klar und deutlich: „Es ist zum verrückt werden. Seit ich die neuen Tabletten gegen mein Rheuma bekomme, werde ich, von Tag zu Tag unbeweglicher. Und diese verfluchten Schmerzen! Kaum auszuhalten. Diese giftgrünen Pillen helfen überhaupt nicht“.

„Wieso kriegst Du denn Andere, wenn dir deine bisherigen Tabletten geholfen haben?“, fragte ich Lisa. „Ach, was weiß denn ich? Morgen bei der Visite werde ich mal nachfragen“, antwortete sie ungehalten.

Blitzartig kam mir eine abstruse Idee. „Sag mal, Lisa, welche Farbe hatten denn deine alten Pillen“? Währenddessen zog ich die Schublade meiner Nachtkonsole auf.

„Blau-weiß, wieso fragst du?“, antwortete Lisa irritiert.

Ich sah in meine geöffnete Schublade, in der einige blauweiße Kapseln, durch den Ruck des Öffnens nach vorne kullerten.

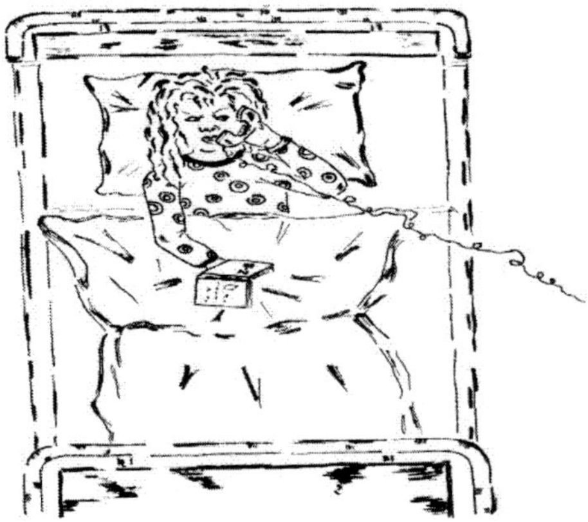

Seit einigen Tagen bekam auch ich ein neues Medikament. Statt zu fragen, warum dies so war, hatte ich die Pillen einfach in meiner Schublade gehortet.

Unser Stationsarzt kam stets mit wehendem Kittel zur Visite und kaum hatte er den Raum betreten, schon war er auch wieder weg. Von den zahlreichen Fragen, die seit Tagen in mir brannten, wurden nur sehr wenige ungeduldig beantwortet.

Ein neues Medikament, von dem ich nicht wusste, für was es gut sein sollte, wollte ich nicht einnehmen. Es schien mir irgendwie nicht richtig zu sein. Imodium®, das Mittel gegen meinen Durchfall, lag nicht mehr in meiner Pillenschachtel. Da es mir zu dem Zeitpunkt nicht half, vermutete ich, dies sei der Grund.

„Sag mal Lisa, kannst Du denn normal auf die Toilette“, fragte ich intuitiv.

„Ach hör bloß auf! Seit Tagen geht gar nichts mehr. Kein Wunder, bei diesem kleinen Zimmer, in dem man sich kaum drehen kann. Mir fehlt die Bewegung“, schimpfte sie.

„Oder unsere Tabletten wurden verwechselt. Meine Neuen sind grün“, mutmaßte ich. Ich hörte, wie Lisa scharf die Luft einzog. Während sie antwortete, spürte ich ihre unterdrückte Wut. Ihre Stimme klang scharf wie ein Messer. Ich versuchte, sie zu beruhigen, denn bisher waren wir ja noch nicht sicher, ob unsere Medikamente tatsächlich vertauscht worden waren.

Nachdem Lisa sich etwas beruhigte, beendeten wir unser Gespräch und sie klingelte unverzüglich nach einer Schwester.

Nach einigen Minuten, in denen ich nur ein leises Brummeln im Nachbarzimmer hörte, wurde Lisas Stimme lauter Ich ahnte, dass sich meine Annahme bestätigte. Lisa ließ nun ihrem Ärger freien Lauf und schimpfte lauthals.

Schon bevor wir wieder miteinander telefonierten, war mir klar, dass Lisa seit Tagen sehr hoch dosiert Imodium® genommen hatte. Für einen normal arbeitenden Darm nicht so ganz ungefährlich, da dies zu einem Ileus (Darmverschluss) führen kann. Durch das Fehlen des Rheumamittels bekam Lisa Schmerzen. Ich hatte glücklicherweise Lisas Rheumamittel nicht genommen.

Nach einigen Tagen konnten wir beide über die Verwechslung der Medikamente lachen. Lisa bekam nun ihr Rheumamittel und ihre Schmerzen verschwanden weitgehend und sie freute sich, als sie endlich wieder zur Toilette konnte. Wir diskutierten noch häufig über den Vorfall und kamen zu dem Schluss, dass so etwas vorkommen kann. Die oft überlasteten Pflegekräfte sind Menschen wie wir. Wir alle machen leider Fehler. Natürlich sollte so etwas nicht passieren!

An einem Freitagnachmittag kam unser Pfleger fröhlich in mein Zimmer und öffnete das Fenster und die kleine Tür, die auf das Gelände des Krankenhauses führte. Ich war sehr irritiert und fragte ihn, was dies bedeutete. Doch er erklärte mir nur, dass ich nun nicht mehr isoliert liegen muss. Bei der nächsten Visite würde ich alles Weitere erfahren.

Da ich nun mein Zimmer verlassen durfte, eilte ich sofort an das Fenster von Lisas Krankenzimmer und klopfte. Als sie mich verwirrt ansah, musste ich herzlich lachen. Mir wurde bewusst, obwohl wir uns durch die vielen Gespräche schon sehr gut kannten, gesehen hatten wir uns noch nie. Mein Lachen verriet ihr sofort, wer ich war.

Ich hatte nie darüber nachgedacht, wie alt Lisa wohl war und nun sah ich in das gelbe Gesicht einer Fünfzigjährigen. Ich war sehr überrascht, denn mir wurde nun bewusst, dass ich all meine kleinen Geheimnisse einer Frau anvertraut hatte, die eigentlich, vom Alter her meine Mutter sein konnte. Diese Tatsache tat jedoch unserer Freundschaft keinen Abbruch.

Den ersten Satz, den sie zu mir sprach, habe ich bis heute nicht vergessen:

„Hugh, ich Lisa, vom Stamme der Sioux, du Bleichgesicht,“ sagte sie schelmisch und ihr gelbliches Gesicht strahlte mich an.

Ich wartete vergeblich darauf, dass noch ein Arzt zu mir kam, um mir zu erklären, warum ich nun mein Zimmer verlassen durfte. Als ansteckend galt ich nicht mehr.

Das Wochenende, an dem mein Stationsarzt scheinbar nicht im Haus war, verlief sehr zäh. Die üblichen sonntäglichen Besuche von Freunden lenkten mich etwas vom Grübeln ab. Die übrige Zeit stand ich meist an Lisas Fenster und wir plauderten.

Die Nacht von Sonntag auf Montag schlief ich kaum. Ich hatte Angst vor der endgültigen Diagnose und zermarterte mir den Kopf, wie es mit mir weitergehen würde.

Montagmorgen saß ich angespannt wartend in meinem Bett. Als der Arzt, nachdem er kurz angeklopft hatte, ins Zimmer eilte, pochte mein Herz heftig und ich hatte das Gefühl, mein Hals sei zugeschnürt.

Er setzte sich zu mir aufs Bett und sagte: „Mädchen, du hast Morbus Crohn, eine chronische Krankheit, die dich dein Leben lang begleiten wird. Ich habe jetzt leider nur wenig Zeit und komme später noch mal, um dir zu erklären, wie wir nun weiter vorgehen werden."

Er stand auf, nickte mir kurz zu und verschwand aus dem kleinen Raum.

In meinem Kopf raste es nun. Meine Gedanken schwirrten ziellos herum. Von einer Krankheit Morbus Crohn hörte ich nie zuvor. Ich wusste nun nicht viel mehr als vor der Visite. Ich lag teilnahmslos in meinem Bett, starrte die Decke an und weinte. Das Telefon klingelte pausenlos, aber ich ging nicht ran. Lisa, die auch unter den Anrufern war, alarmierte schließlich unseren Pfleger.

Er kam kurz darauf in mein Krankenzimmer und erzählte mir sehr einfühlsam alles, was er über MC wusste. Er nahm sich sehr lange Zeit für mich und machte mir Mut.

Als er sich um andere Patienten kümmern musste und ging, war ich schon etwas gefasster.

Ich ging zu Lisa hinüber und erzählte, was ich erfahren hatte.

Mein terminales Ileum war entzündet und daher kamen meine Durchfälle. Auf den Röntgenaufnahmen war ein ausgeprägtes Fistelsystem zu erkennen. Die Fisteln hatten Verbindungen zu anderen Darmschlingen geschaffen, machten aber noch keine fühlbaren Probleme. Daher war es nicht notwendig, zu operieren.

Auch Lisa machte mir Mut, so gut sie konnte.

Nachmittags kam noch einmal der Arzt und besprach mit mir die Medikation. Ich bekam Azulfidine®, ein Mittel, das ursprünglich aus der Rheumatherapie kommt und den Wirkstoff Sulfazalazin® beinhaltet. Die Medikation mit Imodium® wurde fortgeführt.

Ich bat darum, auch in den nächsten Wochen auf dem Zimmer der Isolierstation bleiben zu dürfen. Da ich nun hinaus konnte und mich frei auf dem Krankenhausgelände bewegen durfte, fühlte ich mich dort gut aufgehoben. Lisa war in meiner Nähe und das übrige Pflegepersonal hatte ich inzwischen lieb gewonnen. Zur Visite kam nun regelmäßig ein Gastroenterologe. Er nahm sich mehr Zeit für mich, erklärte mir vieles geduldig und sprach mir Mut zu.

Meine Eltern waren schockiert. Aus dem einst vor Gesundheit strotzenden Mädchen war von einem zum anderen Tag eine chronisch Kranke geworden. Ich bemerkte, dass vor allem meine Mutter nicht wirklich wusste, wie sie nun mit mir umgehen sollte. Meine Eltern besuchten mich, so oft es ihre kurz bemessene Zeit zuließ, doch meist vermieden wir über MC zu reden.

Meinen 18. Geburtstag verbrachte ich auf der Isolierstation. Jochen schenkte mir 18 blutrote, langstielige Rosen, die auf dem winzigen Tisch standen und irgendwie fremd und verloren aussahen. Zwei junge Männer aus meinem Heimatstädtchen, die auch Patienten in dem Krankenhaus waren, verbrachten den Nachmittag mit mir.

Herbert, der wegen eines schweren Motorradunfalls schon

seit Wochen dort war und immer noch auf Krücken ging und Norbert, der sich auf der Arbeit eine Fingerkuppe abgequetscht hatte. Man nähte ihm das abgequetschte Stück wieder an, doch es wollte einfach nicht anwachsen. Einige Tage später musste ihm schließlich die Fingerkuppe wieder abgenommen werden.

Bis in den späten Abend hatte ich ununterbrochen Besuch, der mir gratulieren wollte. Als der Letzte gegangen war, lief ich noch einmal zu Lisa hinüber. Wir plauderten noch kurz und ich ging in mein Zimmer zurück.

Dort knüllte ich Geschenkpapier zusammen, stapelte Geschenke in den viel zu kleinen Schrank und ging ins Bad, um mich für die Nacht herzurichten.

Im Spiegel blickte mir mein blasses Gesicht entgegen und der Jogginganzug schlotterte um meinen Körper.

Die vorhergegangenen Wochen spulten sich in meinem Kopf ab. Der Urlaub, die ständigen Durchfälle, die stressige Heimfahrt, die anstrengenden Untersuchungen und schließlich die Diagnose. Ich wog noch 39 Kilo. Meinen 18. Geburtstag hatte ich mir anders vorgestellt.

In der Nacht starrte ich aus dem Fenster über die Dächer der Kleinstadt und dachte über meine Zukunft nach.

Am nächsten Morgen rief ich in dem Juweliergeschäft an und kündigte den Lehrvertrag zum Goldschmied aufgrund meines Morbus Crohn. Ein Fehler, wie ich heute weiß, doch ich traute mir zu dem Zeitpunkt nichts mehr zu.

Ende Oktober wurde ich aus dem Krankenhaus entlassen. Mein Durchfall reduzierte sich auf acht bis zehn Stühle. Ich nahm langsam wieder an Gewicht zu und konnte bald wieder im elterlichen Betrieb mitarbeiten.

Von Jochen trennte ich mich. Ich fand ihn im Bett einer jungen Frau, die bei uns Urlaub machte. Als ich die Zimmertür öffnete, sah ich zuerst ihre hochhackigen roten Pumps, die an ihren nackten Füßen steckten und gegen die Zimmerdecke zeigten. Dazu Jochen, nackt, der mich erschrocken anstarrte.

Ich gab mir die Schuld an diesem Zwischenfall.

Mein Selbstbewusstsein und mein Selbstwertgefühl bekamen einen Knacks.

Durch die Krankheit wurde ich sehr schnell erwachsen. Ich war nicht mehr so ungezwungen, sondern nachdenklicher und stiller. Trotzdem kam langsam meine Lebensfreude zurück. Ich ging mit Freunden bis spät in die Nacht in die Disco und wir hingen oft in unserem Park herum und feierten. Ich versuchte alles mitzumachen, so wie alle anderen jungen Menschen in den Siebzigern. Ich wollte auf keinen Fall zum Außenseiter werden, und wenn ich wusste, dass es zum Feiern ging, aß ich den ganzen Tag nichts, sodass ich abends nicht so oft zur Toilette musste. Mein Gewicht hielt sich so um die 50 Kilo.

Trotz des Wissens, eine chronische Krankheit zu haben, verdrängte ich diese Tatsache weitgehend. Außer den häufigen Toilettengängen, dem lauten Gebrummel meines nach den Mahlzeiten oft geblähten Bauchs und dem gelegentlichen Kneifen darin, fühlte ich mich wohl.

Im Frühjahr 1979 wurden meine Stuhlgänge jedoch wieder zahlreicher. Wenn ich unterwegs war, gewöhnte ich mir an, ständig nach einer Toilette Ausschau zu halten. Trotzdem gelang es mir nicht immer, peinliche Situationen zu vermeiden.

Mit der Zeit kannte ich jedes WC, das sich in meinem Umfeld befand. Bei Verwandten, Freunden und Menschen, die um mein Problem wussten, klingelte ich oft Sturm und eilte sofort ins Bad. Oft entledigte ich mich schon von Jacke, Mantel oder Ähnlichem im Hausflur und ließ einfach diese Kleidungsstücke auf dem Weg zum Bad hinter mir fallen. Häufig stürmte ich auch schnell ins Gebüsch.

Schließlich verliebte ich mich aufs Neue und war nun mit Fred, einem sehr liebevollen Mann zusammen. Er zeigte Verständnis für meine Krankheit und aus der Verliebtheit wurde eine große Liebe.

Fred und ich waren Rolling Stones Fans und besorgten uns

Karten für ein Konzert in Köln im Müngersdorfer Stadion. Eigentlich vermied ich große öffentliche Veranstaltungen, doch dieses Erlebnis wollte ich mir nicht entgehen lassen. Ich freute mich riesig darauf.

Um möglichst wenig auf Toilette gehen zu müssen, aß ich drei Tage vor dem Konzert nichts. Auch das Trinken vermied ich weitgehend.

Aufgeregt und aufgedreht fuhren wir mit dem Zug nach Köln. Meinen Hunger spürte ich nicht mehr, denn ich war überglücklich mit meinem geliebten Fred zusammen dieses tolle Event erleben zu dürfen.

Schon nachmittags waren wir im Stadion. Das Wetter war super. BAP, die Vorgruppe hatte ein „Heimspiel". Die Stimmung war einfach überwältigend.

Schon lange war ich nicht mehr so ausgelassen und fröhlich gewesen. Fred hatte mich noch nie so erlebt. Manchmal bemerkte ich aus den Augenwinkeln seinen Blick und er schien etwas irritiert zu sein. Doch ich beachtete dies nicht weiter. Ich wollte einfach nur feiern.

Als das Konzert der Rolling Stones begann, tobte das Stadion. Wir hatten billige Stehkarten und leider konnte ich die Bühne von dem Platz, an dem wir standen, nicht richtig sehen.

Ausgelassen bat ich Fred, mit mir weiter nach vorn zu gehen, doch er schüttelte den Kopf, und da es durch die Musik sehr laut war, verstand ich nur, dass er mir zurief: „Geh du nach vorn." Ich lachte ihn glücklich an, deutete ihm, dass ich zu dem Platz, an dem wir gerade standen, zurückkehren wollte. Ich drängelte und quetschte mich weiter nach vorn. Irgendwie schaffte ich es, bis in die erste Reihe zu kommen.

Zu meiner Überraschung traf ich dort gute Freunde und trank mit ihnen ausgelassen ein Bier. Nun wollte ich unbedingt Fred dazu holen und quetschte mich zurück durch die Menschmenge zu ihm.

Mein Magen rebellierte und da es immer noch sehr warm

und schwül war, wurde mir etwas schwindelig.

Bei Fred angekommen, sah ich schon an seinem Gesicht, dass er sauer auf mich war. Ich versuchte, ihn zu besänftigen, indem ich ihm erzählte, wen ich vorn an der Bühne unerwartet getroffen hatte.

An seiner Reaktion bemerkte ich erstaunt, dass er nicht überrascht war. Er wusste, dass unserer Freunde im Stadion waren! Ihn zu fragen, warum Fred mir nichts davon erzählte hatte, dazu fehlte mir der Mut.

Mittlerweile hatte ich ein schlechtes Gewissen, Fred allein zurückgelassen zu haben und bedrängte ihn nicht weiter, mit mir zu unserer Clique und näher zu der Bühne vorzudringen. Ich beschloss, den Rest des Konzerts mit ihm am Rande des Stadions zu genießen.

Bald darauf war er wieder mein geliebter, liebevoller und herzlicher Gefährte. Er bemerkte besorgt, dass durch meinen Verzicht auf Essen und Trinken und meinem ohnehin niedrigen Blutdruck mein Kreislauf etwas aus dem Ruder lief. Wir setzten uns an den Rand des Stadions und Fred kümmerte sich rührend um mich.

Es wurde, trotz des unerfreulichen Zwischenfalls, ein unvergessenes Erlebnis für mich, an das ich mich heute noch gern erinnere.

Sobald ich Früchte, besonders Zitrusfrüchte, rohes Gemüse und Speisen mit Sahne aß, verflüssigte sich mein sowieso schon breiiger Stuhl. Blähende Gemüse vermied ich, denn mein Bauchweh wandelte sich sonst zu massiven Schmerzen.

Unmerklich nahm ich wieder ab.

Bei einer Blutuntersuchung wurden leichte Entzündungszeichen festgestellt und meine Ferritinwerte waren erniedrigt. Um den Eisenmangel auszugleichen, bekam ich Eryfer-Tabletten. Oft fühlte ich mich schlapp und müde.

Im Sommer 1979 wurden meine Bauchschmerzen immer heftiger. Ich suchte meinen alten väterlichen Hausarzt auf und er versuchte mich mit den Worten: „Mädchen, das ist so bei einem Schub von Morbus Crohn. Wenn du den Schub überwunden hast, geht es dir wieder gut“, zu trösten.

Er verordnete mir das Schmerzmittel Tramal®, ein Opiat, was mir zunächst sehr gut half. Außerdem riet er mir zu einem Hausmittel. Ich sollte heiße, zerquetschte Kartoffeln in einem Leinentuch auf die schmerzenden Stellen zu legen.

Brav befolgte ich seinen Rat.

Doch die Schmerzen wurden immer unerträglicher für mich. Ich verbrachte die meiste Zeit im Bett. Hohes Fieber kam noch hinzu.

An einem Sonntag beabsichtigte meine Mutter, mir etwas Essen hinauf auf mein Zimmer zu bringen. Ich wollte gerade zur Toilette. Die Bauchschmerzen waren so heftig, dass ich sie mit den Schmerztropfen nicht mehr unterdrücken konnte.

Ich kroch gerade auf allen Vieren in Richtung Bad, als meine Mutter die Treppe hinauf kam. Als ich sie die Stufen hinaufeilen hörte, versuchte ich aufzustehen, um sie nicht zu erschrecken, doch es gelang mir nicht.

Als meine Mutter mich so sah, erschrak sie sehr. Sie rief umgehend den Notarzt. Der Doktor kam unverzüglich, machte einen Bluttest und schon eine Stunde später lag ich auf dem Operationstisch.

Die Schmerzen waren inzwischen so stark, dass es mir vollkommen egal war, was nun mit mir geschah. Ich ersehnte nur eins: Diese unerträglichen Schmerzen nicht mehr ertragen zu müssen!

Ich bekam die Vorbereitungen der Notoperation komplett mit. Einige Ärzte, die zum Notdienst eingeteilt waren, kamen herbeigeeilt. Ich hörte, wie sie sich unterhielten, während sie sich die Hände wuschen. Der Anästhesist überprüfte meinen Blutdruck, während er mich nach meinem Gewicht, meiner Körpergröße und so weiter fragte. Langsam spritzte er ein Narkosemittel. Ich spürte, wie ich leicht müde wurde, doch mir wurde auch unglaublich übel.

Ich lag auf dem Rücken. Schlagartig musste ich mich übergeben. Ein Schwall undefinierbarer Flüssigkeit schoss aus meinem Mund und ich konnte gerade noch so den Kopf zur Seite nehmen.

Hinter mir hörte ich eine Stimme, die schimpfte:

„Jetzt kotzt die Sau auch noch"!

Empört wollte ich hinter mich sehen, doch ich konnte mich nicht mehr bewegen, mir wurde schwarz vor Augen, die Lider schwer und ich versank in die Narkose.

Das Erste, das ich wahrnahm, als ich wieder zu mir kam, waren die leuchtend blauen Augen von Fred. Er streichelte meine Hand und sah mich besorgt an. Danach sah ich in die verweinten und rot umrandeten Augen meiner Mutter. Ich bemerkte, wie mein Vater, nervös wie ein Hamster in Laufrad, im Zimmer auf und ab lief.

Ich lag auf der Intensivstation des Krankenhauses.

Diagnose: Blinddarmdurchbruch! Bauchfellvereiterung.

Ich hatte den kleinen Wurmfortsatz, der ohnehin schon entzündet war, durch die heißen Kartoffeln zum Platzen gebracht! Hierdurch bekam ich folglich auch noch eine Vereiterung im Bauchraum.

Die nächsten zwei Wochen blieb ich auf der Intensivstation. Ich bekam Bluttransfusionen, ein Antibiotikum und zum ersten Mal Cortison.

Fred besuchte mich jeden Tag. Wir unterhielten uns lange und er schmiedete Zukunftspläne für uns. Er wollte mit mir zusammenziehen.

Auch meine Eltern besuchten mich regelmäßig. Meiner Mutter sah ich oft, bevor sie auch nur einen Ton sagte, ihre Angst, die sie um mich hatte, an. Sie tat mir sehr leid, und solange sie mich besuchte, versteckte ich so gut es ging meine Schmerzen.

Von Beginn meiner Krankheit an hatte ich immer ein schlechtes Gefühl gegenüber Menschen, die ich lieb hatte. Ich wollte nicht, dass sie sich wegen mir sorgten, und lernte daher schnell, meine eigene Besorgnis, Schmerzen und Ängste zu verstecken.

Niemand sollte wegen mir leiden.

Fred schien da irgendwie eine Ausnahme zu sein. Obwohl ich ihm gegenüber all meine Sorgen und Ängste zeigte, schien er nicht zu leiden. Vor allem bemitleidete er mich nicht und dies war und ist mir immer noch sehr wichtig! Mitleid hasse ich und dies schien er irgendwie zu fühlen. Den wahren Grund begriff ich erst viele Jahre später …

Endlich wurde ich auf die Innere verlegt. Ich war außer Lebensgefahr und überglücklich. Leider entwickelten sich, an den Stellen, an denen Drainageschläuche zum Abfluss des Eiters waren, Fisteln mit Verbindung zum Darm. Hierüber entleerte sich etwas flüssiger Darminhalt und daher musste der Verband oft gewechselt werden. Auch nachdem die Schläuche gezogen wurden, schlossen sich die Fisteln nicht.

Nach etwa zwei Monaten wurde ich aus dem Krankenhaus entlassen.

Ich blieb nun bei dem Hausarzt, der mich in das Krankenhaus als Notfall einlieferte. Ein junger Mann, der sich mit MC sehr gut auskannte. Ich war noch schwach und konnte nur sehr selten mein Bett verlassen. Der Arzt kam jeden Tag zum Verbandswechsel und untersuchte regelmäßig mein Blut.

Nur langsam kam ich wieder auf die Beine.

Schließlich ging es mir wieder etwas besser und sofort wurde ich unternehmungslustiger. Nach einer dieser Hausvisiten kam ich spontan auf die Idee, den Schützenzug, der an diesem Wochenende in unserem Städtchen stattfand, ansehen zu wollen. So schnell es mein Zustand zuließ, eilte ich die Treppen hinunter und hoffte darauf, den Doc noch in unserer Kneipe anzutreffen.

An diesem Tag war er mit einem Studenten unterwegs und tatsächlich saß er noch mit ihm, so wie ich es gehofft hatte, an unserer Theke. Die Beiden tranken noch einen Kaffee, den ihnen mein Vater angeboten hatte, und plauderten.

Im Schlafanzug stand ich unsicher da und bat den Arzt darum, mir den Schützenzug ansehen zu dürfen. „Sicher Rosa, sieh dir den Zug ruhig an“, sagte er lächelnd und nickte mit dabei zu.

Mein Herz hüpfte vor Freude und ich bedankte mich überschwänglich. Glücklich setzte ich mich an den Küchentisch und wartete auf meine Mutter, um ihr diese freudige Nachricht zu erzählen.

Vermutlich dachte der Arzt, ich könne ihn nicht hören, als ich ihn seinem Studenten zuraunen hörte: „Warum dem jungen Mädchen den Spaß verderben? Die macht es eh` nicht mehr lange“!

Ich war fassungslos. Erst in diesem Augenblick wurde mir bewusst, in welch schlechtem gesundheitlichen Zustand ich wirklich war.

Traurig schlich ich auf mein Zimmer zurück und weinte.

Als die Tränen versiegt waren, überkam mich eine unglaubliche Wut. Die rohen und nicht für meine Ohren bestimmten Worte weckten meinen Trotz. Niemand erzählte ich von dem, was ich hörte, noch nicht einmal Fred.

Von diesem Tag an beschloss ich, zu überleben. Ich zwang mich dazu, wieder mehr zu essen, begann regelmäßig Treppen zu steigen, um wieder Muskeln aufzubauen und schließlich konnte ich wieder kleinere Spaziergänge unternehmen.

Den Schützenzug sah ich mir übrigens an.

Langsam kam meine Energie zurück. Bis auf die unliebsamen Fisteln und den Narben an meinem Bauch war ich wieder die Alte. Fred unterstütze mich, wo er nur konnte.

Bald arbeitete ich im elterlichen Betrieb, doch Fred war mein Job ein Dorn im Auge. Er gab mir unmissverständlich zu verstehen, dass dies nicht die richtige Arbeit für mich sei. Da ich ja selbst nicht wirklich hinter dieser Arbeit stand, lenkte ich gern ein und suchte in den örtlichen Zeitungen nach einer anderen Beschäftigung.

Schließlich bewarb ich mich auf eine Stelle als Schuhverkäuferin.

Kurz darauf trat ich diesen Job an. Meine Mutter war nicht gerade begeistert von meiner Entscheidung, doch da ich bei Familienfeiern, am Wochenende, eben immer dann, wenn die Arbeit meinen Eltern über den Kopf wuchs, aushalf, fand sie sich damit ab.

Fred konnte, da er eine Erbschaft gemacht hatte, schon sehr jung ein Haus bauen. Sobald das Haus fertig war, wollten wir dort einziehen.

Mein Vater, der Fred nicht mochte, warnte mich davor, zu ihm zu ziehen. Ich liebte Fred sehr und schob die Bedenken, die mein Papa äußerte, beiseite.

Schon bald zog ich mit Fred zusammen.

Für mich war nun mein Leben perfekt. Mein Job war nicht mein Traumberuf, doch ich ging gern arbeiten. Die zusätzliche Arbeit im elterlichen Betrieb machte mir Spaß. Nebenbei den Haushalt zu erledigen, war für mich selbstverständlich.

Fred war für Garten, Kontoführung, Organisation des Urlaubs und dergleichen zuständig.

„Unsere Rollen sind gerecht verteilt, Rosa", pflegte er hin und wieder zu sagen. Er war für die „Männersachen" zuständig und ich sollte die Rolle der Hausfrau pflichtgemäß erfüllen.

Dass ich auch viele handwerkliche Aufgaben übernahm, da ich diesbezüglich geschickter als er war, übersah er geflissentlich.

Ich sah unsere Beziehung immer noch durch eine rosarote Brille, doch es gab die ersten Konflikte.

Fred wollte Kinder und folglich zuvor heiraten. Meine Wünsche widersprachen dem nicht grundsätzlich, doch ich fühlte mich noch zu jung, um ihnen zu entsprechen. Obendrein hielt ich eine Heirat für unnötig. Einen Vertrag zu unterschreiben, der unsere Liebe besiegelte, schien mir irgendwie nicht richtig zu sein.

Dies wurde zu einem fortwährenden nervigen Thema. Wir diskutierten oft stundenlang darüber. Immer häufiger wurde aus der Diskussion ein massiver Streit. Letztlich schrien wir uns oft an. Weder Fred noch ich gaben nach und daher drehten wir uns im Kreis. Das Thema Ehe wurde zu einer unaufhörlichen, Nerven zerreibenden Belastung unserer Beziehung.

Die Gläser der rosaroten Brille bekamen den ersten Riss. Meine zwei Fisteln am Bauch wollten nicht abheilen. Ich musste meinen Bauch jeden Tag mehrmals verbinden. Eine Fistel direkt neben dem Schließmuskel kam noch hinzu. Da an ihr mein meist flüssiger Stuhl vorbei rann, war die Fistel stets entzündet. Manchmal konnte ich kaum sitzen vor Schmerzen.

Mein Hausarzt verordnete Kamillenbäder, die wenigsten vorübergehen Linderung verschafften.

Als ich auf dem Weg zur Arbeit mal wieder die Pobacken zusammenkniff und nervös Ausschau nach einem Gebüsch hielt, hinter dem ich schnell verschwinden konnte, bemerkte ich enttäuscht, dass Luft über die Fistel abging. Ein Zeichen, dass auch diese Fistel eine Verbindung zum Darm hatte.

Nach einem Discobesuch während des Heimwegs stritt ich furchtbar mit Fred. Es ging erneut um das Thema Ehe. Ich argumentierte dieses Mal damit, dass ich gerade mitten in einem Schub war und dies bestimmt nicht der richtige Zeitpunkt zum Heiraten sei.

Er war betrunken und sah mich hasserfüllt an und fauchte: „ Was glaubst du eigentlich, wer du bist? Ich lasse mich dazu herab, eine kranke Frau zu heiraten, und du wagst es, auch noch meinen Antrag abzulehnen!“

Er deutete mit dem Finger auf meinen Bauch und fügte hinzu: „Glaubst du etwa, du findest einen anderen Mann mit diesem ekligen Bauch? Du solltest froh sein, dass ich dich so sehr liebe und dich mit deiner beschissenen Krankheit nehme!“

Ein befreundetest Pärchen saß eng umschlungen und knutschend auf dem Rücksitz unseres Autos. Ich fuhr und sah in den Rückspiegel, doch die Beiden waren so verliebt, dass sie von Freds Wutausbruch nichts bemerkten. Mir rannen unaufhaltsam die Tränen meine Wangen hinunter. Ich erwiderte nichts und konzentrierte mich darauf, uns heil heimzufahren.

Ich war abgrundtief enttäuscht, verletzt und das Schlimmste: Ich glaubte Fred! Jedes Wort brannte sich unauslöschlich in meinem Hirn fest.

Mein angekratztes Ego war nun auf dem absoluten Nullpunkt. Ich fühlte mich minderwertig und überflüssig und ordnete mich Fred unter. Wir waren nicht mehr auf Augenhöhe, kein gleichwertiges Paar mehr.

Nur Heiraten wollte ich immer noch nicht. Unbeirrt rebellierte ich diesbezüglich gegen Fred.

Ich arbeitete noch mehr als zuvor. Jede Überstunde, die ich kriegen konnte, nahm ich an. Auch im elterlichen Betrieb half ich wieder öfter. Ich war froh, wenn ich nicht bei Fred sein musste, denn er machte mir immer wieder bewusst, wie wertlos ich mich fühlte.

Mein Cröhnchen nahm mir meine Haltung übel und reagierte wieder mit heftigen Bauchschmerzen. Meine Fuß- und Kniegelenke schwollen an und schmerzten. Der Hausarzt war mit seinem Latein am Ende und überwies mich in die Marburger Uni.

Abermals wurde ich von oben bis unten untersucht. Mit dem Ergebnis, dass sich in meinem Darm einige Stenosen befanden.

Diese Engstellen waren nur noch bleistiftdünn. Sobald ich Nahrung zu mir nahm, bekam ich Schmerzen. Die Stenosen waren so eng, dass kaum noch etwas hindurchging.

In der Klinik machte ich das erste Mal Bekanntschaft mit andern MC Patienten. Endlich fühlte ich mich nicht mehr wie das letzte Einhorn. Wir tauschten Erfahrungen aus und gründeten eine Selbsthilfegruppe. Die Uni Marburg stellte uns einen Raum zur Verfügung, in dem wir uns regelmäßig trafen. Es tat mir gut, dass ich nun Menschen kannte, die ähnliche gesundheitliche Probleme hatten.

Nun, nach mehr als einem Jahr nach Beginn meiner Erkrankung, setzte ich mich mit den Folgen und Konsequenzen, die MC haben kann, auseinander.

Damals nahm man an, der Verzehr von Zucker, weißem Mehl, also Nudeln und so weiter, eben Kohlenhydraten, löse Schübe aus. Die Ärzte gingen sogar soweit, unsere Nachtkonsolen zu kontrollieren. Ich verzichtete tatsächlich weitgehend auf Nahrungsmittel, die diese verbotenen Dinge enthielten.

Zunächst glaubte ich, meinen Schub überwunden zu haben. Zudem aß ich ballaststoffarm wegen meiner Stenosen. Die Auswahl der Lebensmittel war daher sehr eingeschränkt. Die Kombination zuckerfrei und ballaststoffarm schränkte mich ein. Einerseits sollte ich hochkalorisch essen, andererseits keinen Zucker zu mir nehmen. Fetthaltige Nahrung wie Sahne vertrug ich nicht. Zusätzlich zum Essen bekam ich Astronautenkost verordnet, um mein Gewicht zu halten. So pendelte ich zwischen 45 und 50 Kilo.

Mit der Medikation, 3 x täglich 2 Azulfidine®, 25 mg

Prednisolon, 2 x 50mg Eryfer® und der zusätzlichen Astronautenkost lag ich etwa drei Monate in der Marburger Uni.

Damals befanden sich alle Kliniken der Universität noch in der Altstadt. Die Crohn-Colitis-Station bestand aus zehn Betten. Das Pflegepersonal war sehr liebe- und verständnisvoll, doch mein Heimweh wurde immer unerträglicher.

Bei jeder Morgenvisite fragte ich, wann ich endlich nach Haus könne und machte mich dadurch bei der jungen Stationsärztin sehr unbeliebt.

Ich sah es einfach nicht mehr ein, da alle Untersuchungen abgeschlossen waren, noch dort zu bleiben. Dauernd wechselten meine Zimmer- und Leidensgenossinnen, mit denen ich mich anfreundete. Sobald sich ihre Beschwerden besserten, wurden sie entlassen und ich blieb traurig zurück.

Meine Krankenkasse weigerte sich, die Astronautenkost zu bezahlen, sobald ich das Krankenhaus verlassen würde.

Die Ärzte befürchteten, dass sich mein Gewicht ohne diese Zusatzkost bedenklich verringerte und ich daher in einen noch schlechteren Gesundheitszustand kommen würde.

Meine Stimmung war auf dem Tiefstand, als ich bei der Morgenvisite wieder darum bat, nach Hause entlassen zu werden.

Vermutlich hatte die Stationsärztin auch einen schlechten Tag, denn sie sagte genervt zu mir:

„Wenn sie mich Morgen wieder fragen, wann sie entlassen werden, kommen sie dahin, wo die Türen und Fenster keine Klinken haben!"

Betroffen erwiderte ich nichts. Als die junge Ärztin das Zimmer verließ, weinte ich bitterlich. Auch die diensthabende Schwester konnte mich nicht beruhigen, so sehr sie sich auch bemühte.

Ich lag teilnahmslos in meinem Bett, und die Tränen rannen mir in Bächen die Wangen hinunter.

So fand mich meine Mutter, als sie mich mittags besuchen wollte. Sie war erschüttert, mich so fertig aufzufinden. Nur zögerlich erzählte ich ihr, was geschehen war.

Aus ihrer Erschütterung entwickelte sich Wut. Sie stürmte aus dem Krankenzimmer und ich hörte sie mit der armen Schwester herumzetern.

Kurze Zeit später saß sie dem Chef, einem Professor der Uni, gegenüber. Sie schilderte ihm, was geschehen war. Kurz darauf kam er zu mir und setzte sich auf mein Bett. Er war schon bei einigen meiner Untersuchungen anwesend und immer sehr behutsam mit mir umgegangen. Noch am gleichen Tag wurde ich entlassen. Ich fuhr mit meiner Mutter nach Hause.

Der Professor setzte sich mit meiner Krankenkasse in Verbindung. Er ließ ihnen die Wahl: entweder Krankenhausaufenthalt plus Astronautenkost oder nur Astronautenkost zuhause. Natürlich entschied sich meine Kasse für die kostengünstigere Variante und bezahlte die zusätzliche Kost ohne Probleme.

Ich war glücklich endlich wieder daheim sein zu dürfen. Fred kümmerte sich sehr fürsorglich um mich.

In meinen Entlassungspapieren las ich: Frau C. drängte nach Hause. Sie war sehr depressiv verstimmt! Wegen Stenosen und Fistelbildung haben wir auf Astronautenkost gedrängt.

Langsam konnte ich mich wieder um den Haushalt kümmern. An Arbeiten im Geschäft oder im elterlichen Betrieb war jedoch noch nicht zu denken.

Weiterhin fuhr ich zu den Treffen meiner Selbsthilfegruppe. Unsere kleine und daher irgendwie familiäre Station sollte aus Kostengründen geschlossen werden und wir organisierten uns. Wir sammelten Unterschriften, gingen auf die Straße und unternahmen vieles mehr, um die Schließung zu verhindern.

Letztlich gelang uns dies sogar. Die kleine Station blieb uns noch, bis die Uni auf die Lahnberge zog, erhalten.

Fred waren die Treffen meiner Gruppe nicht geheuer. Er mäkelte immer wieder an mir herum, wenn ich dort hinfuhr. Er versuchte, mich davon abzubringen. Argumentierte damit, dass er doch alles Erdenkliche für mich tun würde und ich daher diese Gruppe nicht brauche.

Ich lies mich jedoch nicht davon abhalten. Diese Treffen gaben mir Kraft. Da es sich nur um Betroffene handelte, musste ich mich nicht erklären.

Ansonsten lief meine Beziehung mit Fred sehr gut. Er hatte nun, was er wollte. Ich war Hausfrau und immer für ihn greifbar.

Regelmäßig fuhr ich in die Poliklinik zur Behandlung, doch leider verschlechterte sich mein Zustand fortwährend. Bald wurden die Schmerzen, sobald ich feste Nahrung zu mir nahm, unerträglich. Letztlich wurde mir geraten, ausschließlich

Astronautenkost zu mir zu nehmen. Ich war nicht begeistert, doch ich willigte ein. Außer einer gelegentlichen Tasse Instant Suppe, in die mehr Augen rein als raus schauten, so fettarm war sie, ernährte ich mich mit dieser Nahrung.

Es sollte so erreicht werden, den Darm etwas ruhiger zu halten, sodass die Entzündungen, die die Engstellen verursachten, abheilen konnten.

Da ich durch diese Kost keine Ballaststoffe mehr zu mir nahm, verbesserte sich mein Allgemeinzustand etwas. Die Schmerzen wurden erträglicher.

Nach sechs Monaten sollte ich es wieder mit leichter, ballaststoffarmer Kost versuchen.

Ich freute mich sehr. Endlich nicht mehr ausschließlich diese süße, klebrige Pampe!

Sobald ich daheim war, kochte ich mir einen Kartoffelbrei ohne Butter und Milch und dazu Möhren, die ich etwas salzte.

Was für ein Festessen für mich! Ich genoss dieses einfache Mal sehr, doch meine Freude hierüber hielt nicht lange. Kurz nach dem Essen setzten auch schon die Schmerzen ein.

Beim nächsten Termin in der Poliklinik wurde mir angeraten, Imurek® zu meiner Medikation hinzuzunehmen. Wirkstoff: Azathioprin. Ein Mittel, das ursprünglich bei Transplantationen eingesetzt wurde und immer noch wird.

Ich wusste inzwischen, dass MC eine Autoimmunerkrankung ist. Mit diesem Medikament sollte mein aggressives und meinen Körper zerstörendes Immunsystem unter Kontrolle gebracht werden.

Nachdem der Arzt mich ausführlich über eventuelle Nebenwirkungen aufgeklärt hatte, gab er mir ein Schreiben, das ich unterzeichnen sollte. In diesem Schriftstück wurde darauf hingewiesen, dass ich während der Einnahme von Imurek® nicht schwanger werden dürfe. Es wurde eindringlich darauf hingewiesen, dass es durch den Wirkstoff zur Schädigung des Kindes kommen kann. Übrigens kann dies auch der Fall sein, wenn ein Mann Azathioprin einnimmt!

Ich bat den Arzt um etwas Bedenkzeit. Zwischenzeitlich spazierte ich durch die Altstadt von Marburg und dachte über die Konsequenzen nach.

Nach etwa zwei Stunden lief ich zur Klinik zurück und unterschrieb. Es war die einzige Möglichkeit, eventuell um eine Operation herumzukommen.

Während ich meine Unterschrift unter das Schreiben setzte, dachte ich an meinen Lehrvertrag zum Goldschmied. Mir wurde bewusst, wie sehr sich mein Leben in den letzten zwei Jahren veränderte.

Auf dem Heimweg war ich sehr traurig, doch weinen konnte ich nicht.

Als ich Fred erzählte, dass ich unterschrieben und somit eingewilligt hatte, mindestens ein Jahr nicht schwanger zu werden, machte er mir eine Szene. Er tobte fürchterlich. Nun war ich nicht nur seine kranke Frau, mit der er gnädigerweise zusammenlebte, sondern konnte noch nicht einmal seinen Kinderwunsch erfüllen! Dass auch für mich eine Welt zusammenbrach, erkannte er nicht. Auch ich hatte einen Kinderwunsch und machte mir nun Gedanken, ob ich jemals ein Kind austragen würde.

Am 30.10.81 wurde ich erneut in der Med. Klinik Marburg aufgenommen. Die Stenosen waren inzwischen so eng, dass keine Nahrung mehr hindurchging.

Diagnose: Morbus Crohn mit enterocutanen und interenterischen Fisteln sowie Ileuszuständen.

Was so viel heißt wie: Fisteln, die sich zur Bauchdecke öffnen und welche, die sich im Bauchraum befanden sowie Darmverschluss.

Am 31.10.81 wurde ich in die chirurgische Klinik übernommen. Hier wurde entschieden, dass ich nicht um eine OP herumkam. Bis zum 17.11.81 wurde ich über die Vene ernährt. So konnte ich noch etwas an Gewicht zunehmen.

Dann wurde ich operiert.

Hierbei wurde ein Kombulerattumor entfernt. Das bedeutet, dass durch Entzündungen und Fisteln verklebte Darmschlingen ausgeräumt wurden.

Am 07.12.81 wurde ich in einem ordentlichen Allgemeinzustand in die hausärztliche Weiterbehandlung entlassen.

Medikation: 3 x 2 Kapseln Azulfidine® und 4 x 20 Tropfen Imodium®. Gewicht: 48,3 kg bei 1,62 m.

Von dieser OP erholte ich mich zügig und war schnell vollkommen beschwerdefrei. Meine Stühle reduzierten sich unter Imodium® auf zwei bis drei Mal am Tag. Ich fühlte mich vollkommen gesund.

Bei einer Routineuntersuchung in der Klinik fragte ich, ob ich nun endlich wieder arbeiten dürfe. Mein Arzt sah darin kein Problem, und ich fuhr freudestrahlend Heim und verkündete Fred glücklich die für mich so positive Nachricht.

Doch er reagierte vollkommen anders, als ich es mir auf der Heimfahrt ausmalte. Er war überhaupt nicht begeistert von meinem Vorhaben, wieder arbeiten zu wollen. Fred wollte ein Kind mit mir. Wir stritten unerbittlich. Zu diesem Zeitpunkt wollte ich auf keinen Fall ein Kind. Ich war 21 Jahre und fühlte mich noch zu jung für diese Verantwortung. Außerdem wollte ich nun, da ich mich endlich wieder gesund fühlte, nachholen, was ich in den letzten Jahren wegen meines MC versäumte. Ich wollte Reisen, Feiern und einfach nur das Leben genießen.

Seit Beginn meiner Krankheit zog sich mein Freundeskreis sehr zurück. Einige konnten nicht damit umgehen, andere kamen mit Fred nicht klar.

Eine Handvoll konnte nicht verstehen, dass ich beispielsweise zusagte, wenn ich zu einer Feier eingeladen wurde, aber dann kurzfristig absagen musste, da es mir doch nicht gut ging.

Dies konnte ich sogar sehr gut verstehen.

Wie soll man einer Freundin auch erklären, dass ich mich innerhalb von Stunden gut fühlte, dann aber wieder schlecht.

Der darauf folgende Tag konnte schon wieder völlig anders aussehen.

Mein Freundeskreis wurde kleiner. Die, die noch übrig waren, hielten dafür fest zu mir und setzten sich mit meiner Situation auseinander. Sie reagierten sehr verständnisvoll.

Ich begann, wieder in dem Schuhgeschäft zu arbeiten. Glücklicherweise zeigten mein Chef sowie meine Chefin, großes Verständnis für meine Lage. Ich bin ihnen heute noch sehr dankbar, dass sie mir trotz weiterer Schübe diesbezüglich nie Vorhaltungen machten.

Auch im elterlichen Betrieb begann ich wieder mitzuhelfen.

Fred gefiel dies nach wie vor nicht. Er gab inzwischen offen zu, dass es ihm nicht passte, wenn ich in der Gaststätte aushalf. Der Gedanke, dass ich dort mit anderen Männern in Kontakt kam, machte ihn rasend eifersüchtig.

Ich versuchte, ihn zu beschwichtigen, doch was ich auch sagte, er gab nicht nach und wir stritten nun oft deswegen.

Ich liebte ihn immer noch, doch ich ließ mich nun weniger unterdrücken und mir die Arbeit im elterlichen Betrieb nicht verbieten.

Wir stritten und vertrugen uns kurz darauf wieder.

Am Wochenende unternahmen wir viel zusammen. Wir besuchten oft Konzerte, machten Party mit Freunden, kurze Wochenendtrips und Urlaub, so oft es ging.

Ich fühlte mich wieder gut. Langsam kam auch mein Ego wieder. Ich war wieder auf Augenhöhe mit Fred. Einige Freunde von früher wurden wieder aktuell. Öffentliche Veranstaltungen waren kein Problem mehr für mich.

Dennoch ließ ich es mir nicht nehmen, in die Selbsthilfegruppe zu gehen.

Aus dem bunt zusammengewürfelten Grüppchen entwickelten sich echte und gute Freundschaften. Bei unseren Treffen ging es nicht mehr allein um MC. Wir unternahmen auch viele andere Dinge zusammen und halfen uns in allen Lebensbereichen. Wir trafen uns einmal in der Woche, und ich freute mich immer sehr darauf.

Auch die Routineuntersuchungen nahm ich peinlichst genau wahr. Diese Termine bestätigten meinen stabilen Gesundheitszustand und gaben mir Sicherheit. Manchmal waren meine Entzündungswerte etwas erhöht. Doch meist war dann ein akuter grippaler Infekt dafür verantwortlich.

In einem der von der gastroenterologischen Sprechstunde gefertigten Arztbriefe las ich:

Zwischenanamnese: Ausgezeichnetes Befinden, keine Bauchschmerzen, keine Fisteln, Stühle 3-5, ohne Schleim- und Blutbeimengung. Medikation: Keine! Körpergewicht: 60,5 kg!

1984 wurde Freds Kinderwunsch immer dominierender. Er bedrängte mich ständig deswegen. Ich konnte ihn inzwischen verstehen. Mein gesundheitlicher Zustand war gut. Eigentlich sprach nichts gegen ein Baby. Außer … ich!

Freds Eifersucht war immer heftiger geworden. Er engte mich unendlich ein. Manchmal, wenn wir stritten, wurde er handgreiflich.

Er kontrollierte mich, wo er nur konnte. Er rief auf der Arbeit an, stand unvermittelt im Geschäft oder holte mich überraschend ab. Wenn ich in der Gaststätte arbeitete, rief er pausenlos an. Seine Eifersüchtelei wurde immer grenzenloser. Krankhaft. Gingen wir auf ein Fest und sprach mich ein Mann an, wurde er immer häufiger böse. Forderte mich jemand zum Tanzen auf, gab ich einen Korb, um der zwangsläufigen Auseinandersetzung aus dem Wege zu gehen.

Das Tragische war: Ich liebte Fred immer noch unermesslich und dachte noch nicht einmal über einen anderen Mann nach. Damals konnte ich mir nicht vorstellen, jemals jemand anderen als Fred zu lieben.

Ein Kind mit Fred zu haben, konnte ich mir jedoch nicht mehr vorstellen. Ich war mir sicher, wenn ich ein Baby mit ihm haben würde, wäre dies ein Anlass für ihn, mich noch mehr einzuschränken. Sicher wäre er ein wundervoller Vater gewesen, doch ich entschied mich dagegen.

Ich vertraute den bisher angewandten Verhütungsmethoden nicht mehr. Manchmal bekam ich noch wässrige Stühle und ich wusste, dass dadurch die Wirkung der Pille unverlässlich werden konnte. Am 16.02.84 ließ ich mir eine Spirale einsetzten. Um Auseinandersetzungen aus dem Wege zu gehen, erzählte ich Fred vorsichtshalber nichts davon, obwohl ich ein schlechtes Gewissen bekam.

Das erste Mal verheimlichte ich etwas vor Fred!

Unsere Konflikte wurden immer unüberwindlicher, und wir konnten unsere Streitereien nicht mehr geheim halten. Wir stritten oft vor unseren Freunden und diese spalteten sich in zwei Parteien. Die, die zu Fred hielten, gaben ihm recht, wenn er sich beklagte, dass ich nach so langer Zeit immer noch nicht heiraten wollte. Auch sein Kinderwunsch fand bei ihnen Zuspruch. Er instrumentalisierte sie in der Form, dass sie mich bei jeder Gelegenheit versuchten, umzustimmen.

Die ersten Hochzeiten wurden in unserem Freundeskreis gefeiert. Folglich kamen die ersten Babys.

Fred wurde immer unausstehlicher und ich unzufriedener. Mein schlechtes Gewissen meldete sich nun ständig. Meinen Hausarzt entging nicht, dass mein Seelenfrieden gefährlich gestört war. Er sprach mich darauf an, doch ich erzählte ihm nichts von meinen Problemen. Er warnte mich, dass durch zu viel Stress, ein neuer Schub ausgelöst werden könne. Der Arzt schlug mir vor, eine Kur zu beantragen, doch ich versuchte seine Bedenken zu zerstreuen und lehnte zunächst ab.

Einige Wochen später bemerkte ich, dass ich oft, sehr schnell schlapp und müde wurde. Nach einer Blutuntersuchung wurde festgestellt, dass mein Ferritinwert wieder sehr erniedrigt war. Erneut bekam ich Eryfer®. Auch die Entzündungszeichen waren etwas erhöht. Nichts Bedenkliches, aber ich war nun gewarnt.

Außerdem nervte mich der ständige Beziehungskrieg.

Letztlich willigte ich in eine Kur ein, die ich zusammen mit meinem Hausarzt umgehend beantragte.

Fred war sauer auf mich, doch ich freute mich auf die Kur. Ich spürte, dass ich eine Auszeit brauchte und dies war eine willkommene Gelegenheit.

Am 14.05.84 reiste ich mit meinem Auto nach Bad Hersfeld in eine Klinik für Stoffwechsel- und Verdauungserkrankungen.

Bis dahin hatte ich überhaupt keine Vorstellung, was in solch einer Klinik mit mir geschehen würde. Ich war sehr überrascht, als mich eine Schwester in ein helles und nett eingerichtetes Einzelzimmer brachte.

Bisher war ich schon froh gewesen, wenn ich auf ein Zweibettzimmer gelegt wurde. Als die Schwester den Raum verließ und ich auf den Arzt wartete, der die Anamnese machen wollte, wusste ich schon, dass ich mich dort wohlfühlen würde.

Zudem fühlte ich mich relativ fit. Nicht wie sonst krank und schmerzgepeinigt, wenn ich in eine Klinik überwiesen wurde.

Ich freute mich auf die bevorstehenden vier Wochen. Die verordneten Anwendungen bekamen mir sehr gut. Ich lernte autogenes Training, was mir sehr half, mich noch mehr zu entspannen.

Häufig hielt ich mich in der Bastelstube auf. Ich bemerkte, dass ich meine Kreativität in letzter Zeit vollkommen vernachlässigte, und genoss die Stunden dort sehr.

Obwohl ich dort eine der jüngsten Patientinnen war, fand ich schnell Anschluss. Nach einer Woche kam ein noch jüngeres Mädel, mit dem ich mich sofort anfreundete.

Petra hatte auch MC. Ganz frisch diagnostiziert. Noch nicht operiert. Wenig informiert.

Nach dem dritten Tag ihrer Ankunft stand auf unser beider Kurplan ein Crohn-Colitis-Vortrag, an dem wir teilnehmen sollten.

Petra war sehr aufgeregt und freute sich, endlich etwas mehr über MC zu erfahren. Gebannt hörte sie dem vortragenden „Gott in Weiß“ zu.

Es war der Professor und Chef des Hauses, der den Vortrag hielt. Ein sehr guter Mediziner, der allerdings sehr drastisch von den Krankheiten berichtete. Er erzählte detailliert von beiden Erkrankungen, ohne ein Blatt vor den Mund zu nehmen. Auch über die möglichen Begleiterkrankungen und Folgeschäden informierte er uns eingehend.

Da ich durch den Erfahrungsaustausch in meiner Selbsthilfegruppe verhältnismäßig gut informiert war, reagierte ich nicht so betroffen wie einige Teilnehmer des Vortrags. Ich bemerkte, wie einige die Köpfe zusammensteckten und tuschelten. Auch der immer ängstlicher wirkende Gesichtsausdruck von Petra entging mir nicht.

Als der Professor von einem Patienten berichtete, der schon mit 25 Jahren einen künstlichen Darmausgang bekommen hatte, sah ich, dass Petra Tränen in die Augen traten.

Entschlossen hob ich wie ein Erstklässler die Hand, um mich zu Wort zu melden. Überrascht sah mich der Professor an und ich fragte leise: „Aber dieser Fall ist doch eher selten, oder?“

„Ja, das ist richtig", antwortete der Professor knapp und fuhr unbeirrt mit seinem Vortrag fort.

Nun nahm ich all meinen Mut zusammen und platzte in seinen Redeschwall:

„Ich finde es durchaus richtig, wenn Sie so ausführlich über MC und CU referieren. Sicher sind Ihnen viele Betroffene dankbar, etwas mehr über ihre Krankheit zu erfahren. Doch sollten Sie bei ihren Ausführungen nicht auch erzählen, dass es sehr viele Patienten gibt, die viele Jahre ohne Schub leben? Es gibt sogar einige die niemals operiert werden müssen!“

Es wurde mucksmäuschenstill in dem Raum und alle sahen mich an. Ich wurde puterrot, als der Professor mit seiner kräftigen Stimme sagte:

„Aha, eine Patientin, die sich über ihre Krankheit informiert hat. Wie ist Ihr Name, junge Frau?"

„Rosa Colitis", antwortete ich vollkommen eingeschüchtert. Er lachte schallend und erwiderte: „So, ihr Name ist dann wohl Programm!"

„Nein ich habe Morbus Crohn", entgegnete ich leise. Er grinste und im Saal wurde gekichert und gelacht. Auch ich konnte mich der Komik des Zwiegesprächs nicht entziehen.

Bei diesem Vortrag erfuhr ich, dass den MC Patienten nicht mehr empfohlen wurde, auf Kohlenhydrate zu verzichten. Es gab nur noch die Empfehlung, während eines Schubs ballaststoffarm zu essen.

War man schubfrei, sollte man Ballaststoffe zu sich nehmen. Die Patienten wurden dazu angehalten, selbst auszuprobieren, welche Nahrungsmittel sie vertrugen.

Bis dahin hatte ich, wie selbstverständlich und seit Jahren gewohnt nur Speisen aus der reichhaltigen Speisekarte der Klinik gewählt, die wenige Kohlenhydrate hatten. Über die Aussicht, wieder alles essen zu dürfen, freute mich sehr! Nach dem Vortrag trafen wir uns in der Eingangshalle, die auch als Aufenthaltsraum genutzt wurde. Wir diskutierten noch lange über den Vortrag.

Seit ich in der Selbsthilfegruppe war, informierte ich mich ausgiebig über MC. Ich fragte den Ärzten Löcher in den Bauch. Wollte alles über meine Krankheit erfahren. Ich kaufte mir Fachbücher, hielt mich über neue Medikamente auf dem Laufenden, las Studien, nahm an Studien teil und suchte nach alternativen Heilmethoden.

Es war mein Weg, mich mit der Krankheit auseinanderzusetzten. Viele andere Betroffene wollen sich nicht so genau informieren. Ein Patient, mit dem ich seit etwa 20 Jahren befreundet bin, liest noch nicht einmal die Beipackzettel seiner Medikamente. Sein Motto: Nicht gucken, nur schlucken!

Anfangs konnte ich seine Einstellung nicht verstehen. In der Zwischenzeit habe ich gelernt, dass dies für den Verlauf der

Krankheit nicht relevant ist.

Allerdings halte ich die Wahl des Arztes für äußerst wichtig! Jeder Patient mit einer chronischen Krankheit, denke ich, sollte sich einen entsprechenden Facharzt seines Vertrauens suchen.

Bei MC und CU ist daher ein Gastroenterologe oder Internist ratsam. Im Internet findet man entsprechende Foren, in denen man sich informieren kann, wo der nächstgelegene Spezialist seine Praxis hat.

Der DCCV, der inzwischen seinen Hauptsitz in Leverkusen hat, bietet sich hierfür besonders an.

Tritt man diesem Verein bei, bekommt man regelmäßig den „Bauchredner" zugesendet, eine Zeitschrift, die sehr informativ ist!

Der DCCV ist inzwischen auch im Internet präsent und leicht zu googeln. HP: www.dccv.de

Auch der Cröhnchen Klub hat meiner Meinung, eine sehr gute Homepage. Dort kann man im Forum Erfahrungen austauschen. Fragen werden so wie auch beim DCCV kompetent beantwortet. HP: www.croehnchen-klub.de

An einem sonnigen Tag beschlossen Petra und ich, mit dem Auto einen Ausflug nach Philippsthal zu unternehmen.

Eine Krankenschwester hatte uns von dem „geteilten Haus", der ehemaligen Druckerei Hoßfeld erzählt. Der Eiserne Vorhang hatte dieses Haus zu einer makabren Attraktion gemacht. Ein Teil des Hauses steht in Hessen, der andere in Thüringen. Der Teil des Hauses zum Osten war zugemauert. Dies wollten wir uns ansehen.

Ich hatte nie zuvor die innerdeutsche Grenze gesehen und überhaupt keine Vorstellung davon.

In dem kleinen hübschen Ort angekommen suchten wir das Haus. Alles sah ruhig und friedlich aus. Tatsächlich teilte man das Gebäude etwa in der Mitte.

Über eine Mauer, in die ein Wachturm integriert war, konnte man einige Dächer des Nachbarorts im Osten sehen.

Oben im Wachturm bemerkte ich zwei Grenzsoldaten, die sich angeregt unterhielten. Ich sah, wie sie uns mit Ferngläsern beobachteten, doch dies beunruhigte mich nicht weiter.

Zuvor waren wir ein wenig durch Phillipsthal spazieren gegangen. Unglücklicherweise trug ich neue Schuhe ohne Socken, was dazu führte, dass ich mir eine dicke Blase an der Ferse lief. Jeder Schritt verursachte einen stechenden Schmerz und so entschied ich mich spontan, meine Schuhe auszuziehen und die Füße in dem Bach zu kühlen, der friedlich gurgelnd unter der Mauer hindurchfloss.

Das Ufer des Bachs war mit hohem Schilf bewachsen. Petra saß mit geschlossenen Augen nicht weit von mir auf einer Bank. Sie genoss die warmen Sonnenstrahlen des Frühjahrs.

Ich ließ meine Schuhe oben am Ufer stehen, um barfüßig zu dem Bach hinunter zu gehen. Unten angekommen entdeckte ich einen großen Stein, auf den ich mich setzte. Meine Füße baumelten im Wasser.

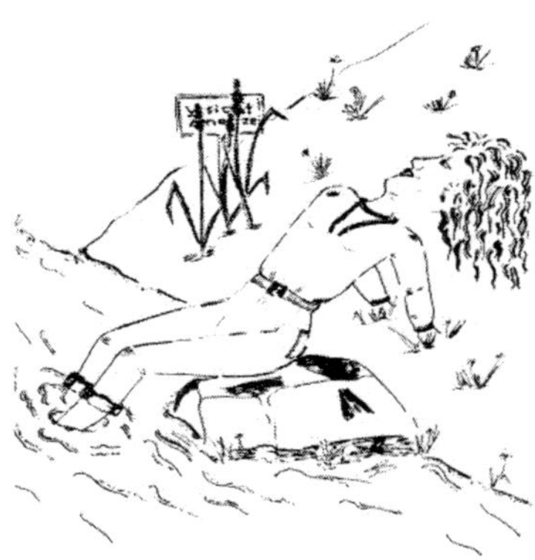

So verharrte ich einige Minuten. Meine Blase schmerzte nicht mehr und der gleichmäßig plätschernde Bach, sowie die fröhlich zwitschernden Vögel gaben mir ein Gefühl von Urlaubsstimmung.

Dieses angenehme Hochgefühl wurde urplötzlich jäh unterbrochen. Eine schnarrende blecherne Stimme rief mir zu:

„Sie baden ihre Füße in der Deutschen Demokratischen Republik!"

Erschrocken sah ich zu dem Wachturm hoch und entdeckte einen der Männer mit einem Megafon. Petra kam auf das Ufer zu gerannt und schrie hysterisch:

„Bist du verrückt? Komm sofort da weg!"

Doch ich hatte komischerweise keine Angst. Nein, ich war mir noch nicht einmal bewusst, dass irgendeine Gefahr von den jungen Männern ausging. Irgendwie hatte ich den Eindruck, die Beiden veräppelten mich.

Langsam stieg ich das Ufer wieder hinauf und ging auf Petra zu. Im Vorbeigehen sichtete ich ein fast zugewachsenes Schild mit dem Hinweis: Achtung Zonengrenze!

Als ich unmittelbar neben dem Wachturm war, glaubte ich unterdrücktes Lachen zu hören, doch ich verkniff mir jeglichen Kommentar, da Petra mich inzwischen am Arm gepackt hatte und mich eiligst am Turm vorbei zog.

Erst, als wir das Auto erreichten, blieb sie stehen. Sie war außer sich und hielt mir einen langen Vortrag.

Von dem Parkplatz konnten wir einen Teil des sogenannten Todesstreifens sehen und Petra erklärte mir die perfide tödliche Funktion des antifaschistischen Schutzwalls. Letztlich berichtete sie unter Tränen, wie ihr Onkel bei dem Versuch der Republikflucht ums Leben gekommen war.

Petra lebte damals im westlichen Teil Berlins. Viele ihrer Verwandten lebten im Osten.

Inzwischen ist sie nach Köln umgezogen. Sie ist glücklich verheiratet, hat zwei Kinder und ihre Familie ist ihr Lebensmittelpunkt. Mit ihren 45 Jahren ist sie noch immer nicht operiert und ihr Cröhnchen verhält sich meist ruhig.

Wir halten fortwährend Kontakt, telefonieren sporadisch und besuchen uns einmal im Jahr.

Der Vorfall an der Grenze ist dabei ein immer wieder kehrendes Thema. Heute lachen wir oft herzlich darüber!

Petra erzählt immer von Neuem:

„Rosa war mit den Füßen in der DDR und ihrem Hintern in der BRD!“

Obwohl ich Fred bat, mich nicht so oft in der Klinik zu besuchen, war er, so oft es seine Arbeit zuließ, dort. Die anderen Frauen beneideten mich um meinen fürsorglichen Lebensgefährten. Oft stand er, mit roten Rosen bewaffnet, überraschend im Türrahmen. Inzwischen wusste ich, dass er mich nur besuchte, um mich zu kontrollieren. Er war rasend vor Eifersucht, doch er hielt sich in der Klinik zurück und ließ sich nichts anmerken.

Pausenlos rief er unter fadenscheinigen Gründen an. War ich mal nicht im Haus, ließ er sich mit der Stationsschwester verbinden und erkundigte sich nach mir.

Die vier Wochen in der Klinik verwandelten mich wieder in den unbeschwerten und fröhlichen Menschen, der ich einst war.

Den letzten Abend genoss ich noch einmal mit Petra. Wir gingen in ein Restaurant und gönnten uns ein leckeres Essen.

Kurz vor Toresschluss kehrten wir in die Klinik zurück.

Petra bemerkte meine etwas gedrückte Stimmung und begleitete mich auf mein Zimmer, um noch ein wenig zu plaudern.

An diesem Abend erzählte ich das allererste Mal von den Beziehungsproblemen, die Fred und mich belasteten. Petra riet mir, mich von Fred zu trennen. Tatsächlich dachte ich kurz über eine Trennung nach! Jedoch beschloss ich in dieser Nacht, es noch einmal mit Fred zu versuchen. Ich fühlte mich voll Energie und glaubte, die Beziehung retten zu können.

Es war ja nicht nur Fred, der Fehler machte, auch ich tat mein Übriges dazu.

Außerdem erinnerte ich mich, wie liebevoll mich Fred umsorgte, als ich krank und ausgemergelt im Bett lag. Kein Weg wurde ihm zu viel. Er kochte mir Tee und brachte mir diverse Wärmflaschen ans Bett. Auch die vielen Krankenbesuche in den Kliniken fielen mir wieder ein.

Er besuchte mich sogar regelmäßig, als er noch kein Auto besaß. Oft war er von Regen durchnässt eingetroffen, da er lange an der Straße stand, um zu mir zu trampen. Für mich waren dies Liebesbeweise, die ich nicht vergessen konnte.

Frohen Mutes fuhr ich zu Fred zurück, mit vielen guten Vorsätzen, die ich aus der Kur mitnahm. Ich fühlte mich wie ein neuer Mensch und sah die gemeinsame Zukunft mit Fred sehr positiv.

Als ich in meinem alten Fiat an dem frischen Grün des Frühlings vorbeituckerte, fühlte ich mich leicht und unbeschwert.

Fred empfing mich sehr liebevoll. Er hatte sich den Rest der Woche freigenommen und wir verbrachten ein paar sehr entspannte Tage zusammen. Meine positive Ausstrahlung schien sich auf ihn zu übertragen.

Ich war überglücklich.

Den Montag darauf ging ich wieder arbeiten. Voll Energie und frischer Ideen.

Doch langsam kam der Alltag zurück.

Nachdem Fred erneut angefangen hatte, jeden meiner Schritte zu kontrollieren, warf ich nach und nach meine guten Vorsätze über Bord.

Abermals stritten wir bei jeder Kleinigkeit. Nur eines hatte sich verändert: Ich lenkte nun überhaupt nicht mehr ein! Blieb stur wie ein Esel, wenn ich mich im Recht fühlte. Leider machte dieses Verhalten unsere Streitigkeiten noch heftiger.

Ich flüchtete wieder in die Arbeit. Gelegentliche Blutbeimengungen im Stuhl übersah ich geflissentlich. Häufige Toilettengänge gehörten inzwischen für mich zur Normalität.

Im Frühjahr 1986 bekam ich hin und wieder massivere Bauchschmerzen. Zunächst beachtete ich dies nicht weiter, doch bei einer Blutuntersuchung waren höhere Entzündungszeichen zu sehen.

Meine Fuß- und Kniegelenke schwollen wieder schmerzhaft an. Ein untrügliches Zeichen für mich, dass ich in einem Schub war. Genauso war es bei meinem ersten Schub gewesen.

Inzwischen wusste ich, dass sich so bei vielen MC Patienten ein Schub ankündigt, eine der möglichen Begleiterkrankungen. Bei MC. 25 – 30 Prozent aller Betroffenen leiden unter Gelenkbeschwerden. Athralgien sowie Arthritiden treten oft zeitgleich mit einem Schub auf.

Bei sechs Prozent aller MC Patienten kommt es zu einer Entzündung der Kreuzbeindarmgelenke. Die Verbindung zwischen Wirbelsäule und Becken macht sich durch tiefsitzende Rückenschmerzen bemerkbar. Viele Crohnis berichten, dass diese Schmerzen meist morgens nach dem Aufstehen auftreten. Durch Bewegung werden die Beschwerden häufig gelindert.

Mein Hausarzt reagierte sofort und überwies mich nach Bad Hersfeld. Während der Kur, die ich dort verbrachte, hatte ich herausgefunden, dass sich in der Klinik eine Akutstation befand.

Der mich behandelnde Arzt der Uni Marburg hatte inzwischen promoviert und ihm war die Leitung eines Krankenhauses in seiner Heimat angeboten worden. Leider befand sich dieses Haus für mich zu weit entfernt.

Also entschloss ich mich von nun an, in Hersfeld behandeln zu lassen. Während der Kur hatte ich mich in dem Haus sehr wohl gefühlt und die Ärzte erwiesen sich als sehr kompetent.

Da es ein kleineres Haus war, ging es dort etwas persönlicher zu, alles weniger hektisch und nicht so anonym wie in einer Uni. Die Mediziner wie auch das Pflegepersonal hatten mehr Zeit für ihre Patienten.

Zunächst vermuteten die Ärzte, dass meine Beschwerden Folgen der zweiten OP waren. Dabei wurde das terminale Ileum entfernt. Eine Resektion des Übergangs vom Dünn- zum Dickdarm bedeutet, dass unvermeidlich auch die

Ileozäkalklappe entfernt wird. Diese Klappe ist für die Rückresoption der Gallensäure verantwortlich.

Da die Säure nun ungehindert im Darm verbleibt, bekommt man oft zusätzliche Durchfälle. Um dem entgegen zu wirken, wird beispielsweise Quantalan®, Wirkstoff: Colestyramin verabreicht. Ein Mittel, was die Gallensäure bindet.

„Sowie das Mehl die Soße bindet", ist ein beliebter Erklärungsversuch von mir.

Es ist ein Medikament, das ich nicht gerade lecker fand, aber mir sehr gut half. Mischte ich mir das Pulver in klares Wasser hinein, fand ich es furchtbar eklig. Als ob ich einen Teelöffel Sand hinein gemischt habe! Daher nahm ich dünnen Orangensaft und stellte mir beim Trinken vor, es wären Fruchtstückchen darin. Meist gelang es mir so, das Mittel ohne Ekel hinunterzukriegen.

MC Patienten, bei denen das terminale Ileum entfernt wurde oder dieses stark entzündet ist, sollten sich regelmäßig auf Defizite der Vitamine untersuchen lassen, um so Mangelerscheinung zu verhindern!

Die Ergebnisse der Untersuchungen überraschten mich nicht. Mein Cröhnchen war wieder aktiv. Ich hatte es schon gespürt, doch wollte es zunächst nicht wahrhaben.

Im Bereich der Darmanastomose waren Entzündungen und erneut eine Stenose. Auch der Enddarm war entzündet.

Während des Klinikaufenthaltes öffnete sich eine Fistel, direkt neben dem Anus.

Die Fistel wurde mit Clont®, einem Antibiotikum, behandelt. Dosierung: 400/200/400mg täglich. Darüber hinaus ernährte ich mich wieder ausschließlich mit Astronautenkost.

Gegen die Entzündungen bekam ich Salofalk® 3x2 Dragees sowie 50 mg Prednisolon. Ferner abends Colifoam®-Clysmen, die ich wegen meines lädierten Schließmuskels nicht besonders gut einhalten konnte. Um meine Eisenwerte auszugleichen, bekam ich Eryfer® verordnet. Der Vitaminhaushalt wurde mit

Adekfalk therapiert. Das Mittel beinhaltet die Vitamine A, D, E und K.

Die Fistel beruhigte sich unter Astronautenkost und Clont® etwas und die übrige Medikation besserte meinen Allgemeinzustand.

Der Stationsarzt teilte mir mit, dass ich Clont® als Langzeittherapie einnehmen sollte. Daher mussten meine Blutwerte noch engmaschiger untersucht werden.

An eine Schwangerschaft war unter diesem Medikamentencocktail wieder nicht zu denken!

Am 26.02 war ich eingewiesen worden und am 27.03.86 wurde ich entlassen. Am 13.04.86 sollte ich mich erneut in der Klinik einfinden.

Dieses Mal machte ich mich nicht so unbeschwert auf den Heimweg. Fred hatte mich während des Krankenhausaufenthaltes oft besucht und freute sich nun sehr darauf, dass ich wieder heimkam. Dass es nur ein kurzer Zwischenstopp sein würde, verheimlichte ich ihm.

Wenn er nach einem Besuch wieder nach Hause fuhr, war er immer sehr traurig gewesen. So brachte ich es nicht übers Herz, ihm zu sagen, dass ich bald wieder in die Klinik musste.

In den folgenden Wochen ging es mir zunehmend besser. Ich aß ballaststoffarm und die Beschwerden hielten sich in Grenzen.

Als ich Fred gestand, dass ich noch einmal zur Kontrolle ins Krankenhaus sollte, war er stocksauer. Er machte mir Vorwürfe, war wütend. Völlig außer sich schrie er: „Du willst dich in der Klinik mit einem anderen Mann treffen!“

Ich war fassungslos, lachte hysterisch und war betroffen.

Ich konnte nicht glauben, dass der Mann, den ich so sehr liebte, so verletzend reagierte. Die nächsten Tage vor dem Termin schlich ich traurig im Haus herum und versuchte, Fred aus dem Weg zu gehen.

Wieder flüchtete ich in die Klinik.

Die Untersuchungen liefen sehr gut, mit dem Ergebnis, dass sich die Entzündungen etwas zurückgebildet hatten. Die Medikation blieb wie gehabt, ausgenommen das Prednisolon. Es sollte in Zehnerschritten herabgesetzt werden.

Während des Aufenthaltes dachte ich wieder intensiv über meine Beziehung mit Fred nach.

Ich war es, die nicht heiraten wollte, so wie die meisten Frauen Mitte zwanzig.

Ich war es, die noch keine Kinder wollte, so wie die anderen Frauen aus unserem Bekanntenkreis.

Ich war es, die in einer Kneipe arbeitete und daher Anlass zur Eifersucht gab.

Ich war es, die in unserem kleinen Ort bekannt war wie ein bunter Hund. Durch die Arbeit in der Kneipe! Wenn ich in unserem Dorf mit Fred auf ein Fest ging, wurde ich oft angesprochen und daher war ich es wiederum, die Anlass zur Eifersucht gab.

Ich war es, die krank war, anders als die Meisten.

Sollte ich nicht dankbar sein, dass Fred mit mir zusammen sein wollte? Dass er mich liebte, obwohl ich krank war? Letztlich ließ mich dieser Gedanke nicht mehr los. Für mich stand fest: Ich bin die Schuldige und muss mich ändern! Nicht Fred, der mich trotz einer chronischen Krankheit liebte!

Ungeachtet dessen, dass ich sichtbare körperliche Mängel hatte, war er eifersüchtig und ängstlich, mich an einen anderen Mann zu verlieren. Dies hatte er unaufhörlich gezeigt. Ein Zeichen der Liebe, glaubte ich.

Nach einer Woche in der Klinik bat ich, entlassen zu werden. Die Ärzte gaben meinem Wunsch nach und ich fuhr zu Fred zurück. Ich war wild entschlossen, etwas gegen unser Beziehungsdilemma zu tun.

In den nächsten Wochen versuchte ich die Frau zu sein, die Fred sich so sehnlichst erträumte.

Wenn mich meine Eltern baten, im Betrieb zu helfen, lehnte

ich mit fadenscheinigen Ausreden ab. Meine ständigen Bauchschmerzen überspielte ich, sobald Fred in der Nähe war. Obwohl ich gern wieder zur Arbeit gegangen wäre, blieb ich zu Hause und erledigte den Haushalt. Dass mich diese Arbeit nicht ausfüllte, ließ ich mir nicht anmerken.

Ging ich mit Fred und unseren Freunden aus, lief ich mit Scheuklappen herum. Meinen Freundeskreis, den ich vor Fred hatte, lies ich vollkommen links liegen.

Ohne Fred unternahm ich nichts mehr. Noch nicht einmal Einkaufen ging ich ohne ihn. Sogar den Kontakt zu meiner Selbsthilfegruppe brach ich ab. Mein ganzes Leben plante ich um Fred herum.

Dessen ungeachtet kam es immer wieder zu unerwarteten Eifersuchtsszenen.

Sprach ich mal länger mit seinem besten Freund, lieferte ich einen Grund zur Eifersucht. Kam Fred von der Arbeit und ich telefonierte gerade, schlich er um mich herum, um zu erfahren, mit wem ich sprach. Er durchsuchte heimlich meine Handtasche nach Hinweisen, die mich überführen sollten, eine Affäre zu haben. Er öffnete meine Post. Fred kontrollierte mich, wo er nur konnte.

Ja, selbst mein Hobby war ihm ein Gräuel. Meine Malerei. Die Zeit, die ich damit verbrachte, missgönnte er mir.

Ich sollte allein und ausschließlich für ihn da sein.

Ich wurde immer stiller. Wurde unselbstständig. Immer abhängiger von Fred. Unsicher. Fühlte mich wertlos.

Meine Bauchschmerzen wurden kontinuierlich heftiger, obwohl ich ausschließlich ballaststoffarme Kost zu mir nahm. Meine Tabletten schluckte ich peinlichst genau nach der Uhrzeit.

Kontinuierlich ging es mit meiner Gesundheit abwärts. Sobald ich Nahrung zu mir nahm, bekam ich Bauchschmerzen.

Um etwas Ruhe zu bekommen, aß ich so wenig wie möglich. Die Schmerzen kamen in Schüben. Zunächst leicht, dann steigerten sich fortwährend und sobald ich glaubte es nicht mehr aushalten zu können, ebbten sie wieder ab.

Ich erzählte niemanden davon.

Mein Hausarzt rief mich des Öfteren an und erinnerte mich daran, eine Blutuntersuchung machen zu lassen. Ich log ihn an. Sagte, es gehe mir gut.

Eines Morgens, gegen acht Uhr, klingelte es unerwartet an unserer Haustür. Ich hatte gerade eine Schmerzattacke überstanden und fühlte mich vollkommen ausgelaugt. Zunächst wollte ich nicht öffnen, doch die Klingel rasselte unaufhörlich und aufdringlich.

Genervt raffte ich mich auf und ging in gekrümmter Haltung zur Haustür.

Als ich die Tür öffnete, sah ich entsetzt meinen Hausarzt im Türrahmen stehen. Er hatte sich spontan entschieden, einen Hausbesuch bei mir zu machen, denn er betreute regelmäßig, in der Nachbarschaft einen bettlägerigen Patienten.

Mir war sofort klar, dass ich ihm nun nichts mehr vortäuschen konnte.

Mein Jogginganzug schlotterte um meinen Körper, da ich stark abgenommen hatte. Mein Gesicht war eingefallen und blass. Die dunklen Augenränder konnte ich unter der Schminke nicht mehr verbergen. Die Lippen waren spröde und die Mundwinkel eingerissen.

Es war mir gerade noch möglich, den Arzt davon zu überzeugen, keinen Krankenwagen zu rufen. Ich bat ihn, nach Hersfeld und nicht in das nächstgelegene Krankenhaus eingewiesen zu werden. Erfreulicherweise erfüllte er mir diesen Wunsch.

Sobald er gegangen war, stopfte ich die nötigen Klamotten in einen Koffer und benachrichtigte meine Eltern telefonisch, dass ich abermals ins Krankenhaus musste.

Erstaunt bemerkte ich an der Stimme meiner Mutter, wie erleichtert sie war. Obwohl ich auch ihr etwas vorspielte, spürte sie, wie schlecht es mir ging. Sie war froh, dass ich mich nun in ärztliche Behandlung begab.

Ich sagte ihr, ich wolle selbst mit dem Auto in die Klinik fahren. Natürlich war sie davon nicht begeistert, doch als ich ihr versprach, umgehend anzurufen, sobald ich dort angekommen war, gab sie nach.

Zuletzt ging ich zu Freds Mutter, die direkt nebenan wohnte, um ihr mitzuteilen, dass ich ins Krankenhaus fuhr.

Ich hatte ein sehr gutes Verhältnis zu ihr und sie war immer sehr verständnisvoll.

Fred konnte ich auf der Arbeit nicht erreichen und darüber war ich sehr froh. So konnte ich einer Auseinandersetzung aus dem Wege gehen.

Obwohl ich vollkommen erschöpft in der Klinik ankam, fühlte ich mich sofort entspannter. Nachdem ich mit dem Arzt sprach, legte ich mich ins Bett und schlief seit Langem wieder einmal einige Stunden tief und fest.

Am folgenden Tag fühlte ich mich schon wesentlich besser, obwohl ich für die bevorstehende Darmspiegelung abführen musste.

Der räumliche Abstand von Fred tat mir gut. Ich konnte endlich mal wieder so sein, wie ich war. Ich musste mich nicht verstellen und keine Angst haben, etwas Falsches zu tun oder zu sagen. Von einem zum anderen Tag wurde ich wieder ich.

Das Ergebnis der Spiegelung war nicht besonders erfreulich. Die Stenose war noch enger geworden und nach 20 cm war kein Durchkommen mehr. Wieder wurde mir Astronautenkost verordnet.

Mein Magen rebellierte. Daher bekam ich zusätzlich Maloxan® verordnet. Das Eisenpräparat vertrug ich nicht besonders gut, und durch Maloxan® wurde mein Magen etwas geschützt.

Obwohl die Schmerzen unverändert waren, fühlte ich mich wesentlich ausgeglichener.

Die meiste Zeit meines Aufenthaltes verbrachte ich in der

Bastelstube. Dort konnte ich vollkommen entspannen und vergaß mein Bauchweh.

Hans, ein Patient, der zur Kur in der Klinik war, fertigte ein wunderschönes selbst entworfenes Seidentuch. Zunächst dachte ich, es wäre ein Geschenk für seine Frau. Später erzählte er mir, er wolle sein Werk Rahmen lassen, um es in seiner Wohnung aufzuhängen.

Wir waren uns sofort sympathisch.

Hans war ein absoluter Frauentyp. Er sah unglaublich gut aus und war bis zur Fußsohle gepflegt. Einige Patientinnen schlichen mit leuchtenden Augen um ihn herum. Sie buhlten um seine Aufmerksamkeit, doch er schien das nicht zu bemerken. Abends, wenn die Kurpatienten ausgingen zum Tanzen oder ins Kino, wurde er oft eingeladen. Erstaunlicherweise lehnte er meist ab.

Während wir zusammen bastelten, bemerkte ich die neidischen Blicke der Frauen, die sich dort aufhielten.

Ich amüsierte mich darüber. Als ich ihn einmal deswegen neckte, sah er mich traurig an. Er bat mich, mit ihm in das Café, das sich in der Klinik befand, zu gehen und deutete an, dass er etwas Ernsthaftes mit mir bereden wollte.

Ich dachte sofort an Fred und wollte zunächst seine Einladung ablehnen. Ich hatte Angst, dass er zu einem Überraschungsbesuch kam und mir eine Szene liefern würde, wenn er mich mit Hans im Café vorfinden würde. Doch als ich noch einmal in das traurige Gesicht von Hans schaute, nahm ich seine Einladung an.

Im Café druckste er sehr lange herum, bevor er aussprach, was ihn bedrückte.

Hans war homosexuell. Er erzählte traurig, dass ihm der Mut fehlte, um offen mit seiner Sexualität umzugehen. Er lebte allein, hatte jedoch seit einigen Jahren ein Verhältnis mit einem verheirateten Mann. Dieser Mann hielt an seiner Ehe fest und hatte zwei Kinder.

Hans erzählte mir glaubhaft, dass sein Freund diese Ehe eingegangen war, weil er es nicht wahrhaben wollte, schwul zu sein.

Sein Freund hatte ein gutes Verhältnis zu seiner Frau, berichtete Hans. Er liebte sie wie eine Schwester. Den Gedanken, dass seine Kinder ihn verstoßen würden, wenn er sich outete, ertrug er nicht.

1986 gab es § 175 noch, der erst 1994 abgeschafft wurde! Über Homosexualität sprach man nicht offen.

So lebten Hans und sein Freund ihre Sexualität heimlich aus. Ihr Umfeld hielt die Beiden für gute Kumpel.

Hans war sogar Patentonkel der Tochter seines Freundes.

Während wir im Café miteinander tuschelten, sah ich aus den Augenwinkeln die Blicke der Frauen, die ihn anhimmelten. Trafen sich unsere Blicke, gifteten sie mich an, sodass ich unwillkürlich lächeln musste, da ich nun Hans Geheimnis kannte.

Mittlerweile erzählte Hans von seiner Krankheit, Colitis Ulcerosa. Sein kompletter Dickdarm war entzündet und sollte entfernt werden.

In meiner Selbsthilfegruppe gab es einen Patienten, der mit einem Stoma lebte, und ich erzählte Hans davon. Peter fühlte sich vollkommen gesund und kam sehr gut mit der Stoma-Anlage zu Recht. Als CU Patient fühlte er sich seitdem als geheilt. Der kranke Dickdarm war entfernt, der Anus praeter kein großes Handicap für ihn.

Ich erzählte Hans alles, was ich über das Leben und den Umgang mit einem Stoma wusste, doch er sah mich immer verständnisloser an.

Unerwartet unterbrach er meinen Redeschwall und zischelte mir zu: „Ich bin schwul!“

„Ja, und für mich ist Homosexualität kein Problem“, tuschelte ich verständnislos zurück.

Als Hans mich mit weit aufgerissenen Augen entgeistert ansah, fiel bei mir endlich der Groschen. Seine Sexualität würde durch die Operation eingeschränkt sein!

Wir beide saßen minutenlang am Tisch und schwiegen uns an. Ich wusste nicht, was ich sagen sollte. Ich war betroffen. Verzweifelt suchte ich nach Argumenten und wollte ihn trösten. Doch wie?

Hans erzählte mir, dass die Operation unumgänglich war. Eine scheinbar ausweglose Situation.

Abends diskutierten wir noch stundenlang. Hans glaubte, wenn er sich auf die Operation einließ, von seinem Freund verlassen zu werden. Er war verzweifelt.

Fred rief ständig in der Klinik an. Ich meldete, um für ihn nicht erreichbar zu sein, kein Telefon an. Ich wollte den ewigen Auseinandersetzungen aus dem Wege gehen, brauchte Abstand. Fortwährend dachte ich über eine Trennung nach.

Irgendwie hatte er die Telefonnummer meiner Zimmernachbarin herausbekommen. Nun versuchte er, mich über sie zu erreichen. Er gab sich ihr gegenüber sehr freundlich und fürsorglich und die alte Dame schwärmte von ihm, sobald ich unser Zimmer betrat.

Wenn ich ins Zimmer kam, während sie mit Fred sprach, übergab sie mir freudestrahlend den Hörer.

Ich bat ihn immer wieder, mich nicht anzurufen.

Zunächst machte er mir die üblichen Vorwürfe und war rasend eifersüchtig. Als er merkte, dass ich unnachgiebig blieb, änderte sich sein Verhalten schlagartig.

Er weinte und jammerte. Flehte mich an. Er sagte mir immer wieder, wie sehr er mich liebte. Schluchzte. Versicherte mir, wie leer sein Leben ohne mich sei. Dass er mich brauche. Mich brauche, um zu überleben.

Fred drohte mit Selbstmord.

Nun erreichte er, was er wollte. Ich gab nach, meldete ein Telefon an und ließ es zu, dass er mich besuchte.

Ich dachte:

„Wie sehr muss Fred mich lieben, wenn er sich meinetwegen

das Leben nehmen will.“.

Fred hatte mich abermals im Griff.

Hans kam eines Morgens kurz nach der Visite in mein Zimmer gestürmt. Sein Gesicht strahlte vor Glück, als er rausplatzte:

„Ich lasse mir einen Pouch machen!“

Ich sah ihn verwirrt an und wusste nicht, was er von mir wollte. Wild gestikulierend erzählte er mir von einer Operationsmethode, die mir noch unbekannt war, dem Pouch.

Hierbei wird aus einem Teil des gesunden Dünndarms eine Tasche geformt, die später die Funktion des Dickdarms übernimmt. Allerdings bekommt man trotzdem vorübergehend einen künstlichen Darmausgang.

Nach einigen Wochen, wenn die Nähte des Pouch gut verheilt sind, wird er zurückverlegt.

Hans war überglücklich. Er blühte auf.

Am folgenden Wochenende lernte ich seinen Freund Paul kennen. Ein unscheinbarer Mann. Ich beobachtete, wie liebevoll sie trotz aller Probleme miteinander umgingen, und freute mich mit Hans.

Etliche Jahre später trennte sich Paul von seiner Frau. Sie war, als sie erfuhr, dass Paul homosexuell war, sehr verletzt, doch schließlich näherten sie sich nach unendlichen Gesprächen wieder an.

Heute haben sie eine herzliche Verbindung und sind immer noch füreinander da. Pauls Kinder hatten von Anfang an kein Problem mit seiner Homosexualität. Paul blieb für sie der fürsorgliche, liebevolle Vater. Vor Kurzem ist er stolzer Opa geworden.

Hans und Paul sind ein glückliches Paar. Obwohl Hans in den vergangenen Jahren des Öfteren Probleme mit seinem Pouch bekam, ist es ihm bis heute gelungen, um einen AP herumzukommen.

In der Klinik erzählte ich weiterhin niemanden von Freds

und meinen Beziehungsproblemen. Alle sahen in ihm einen zauberhaften Mann, der in allen Lebenslagen hinter mir stand.

Doch Hans durchschaute mich schnell. Ihm konnte ich nichts vormachen. Zunächst zögernd erzählte ich ihm einige Details unseres Beziehungskrieges.

Als ich merkte, wie einfühlsam er auf mich einging, sprudelte alles aus mir heraus. Wir saßen stundenlang im Aufenthaltsraum und spielten alle möglichen Situationen durch.

Diskutierten offen, ob es überhaupt einen Sinn machte, an der Beziehung mit Fred festzuhalten. Die Diskussion endete immer wieder mit der Frage, wie meine Gefühle zu Fred waren. Liebte ich ihn noch? Bestand unsere Beziehung nur noch aus Gewohnheit? Oder hielt ich daran fest, weil ich Angst hatte, alleine zu sein? Angst davor, keinen Mann mehr zu finden, der mich mit meinem MC liebt? War ich es überhaupt wert, geliebt zu werden? Oder hatte ich Mitleid mit Fred, dem Mann den ich einst so sehr liebte?

Wieder drehte ich mich im Kreis. Ich wusste nicht, was ich tun sollte. Petra, der ich auch ein wenig von meinen Problemen erzählte, riet mir schon, mich zu trennen.

Auch Hans tendierte immer wieder in diese Richtung, doch er konnte mein Gefühlschaos verstehen.

Unsere endlosen Gespräche taten mir gut. Ich fühlte mich in der Nähe von Hans wohl. Vor ihm brauchte ich mich nicht zu verstecken.

Durch mein Cröhnchen lernte ich inzwischen zwei Menschen kennen, auf die ich mich verlassen konnte. Die hinter mir standen. Menschen, die für mich da waren, wenn ich sie brauchte. Die mich so mochten, wie ich war. Petra und Hans.

Meine Nahrung bestand seit zwei Wochen immer noch ausschließlich aus Astronautenkost. Auf diesem Weg nahm ich 2000 Kalorien zu mir und an Gewicht wieder etwas zu.

Die Fistel an meinem Po beruhigte sich auch. Ich nahm weiterhin Clont®. Fieber bekam ich nur noch selten. Ich fühlte mich nach und nach wieder gut.

Der Stationsarzt empfahl mir, zusätzlich autogenes Training während meines Aufenthaltes. Ich hatte es schon in der Kur kennengelernt und freute mich sehr, die auf Autosuggestion basierende Entspannungstechnik, noch ein wenig näher kennenzulernen und ging sehr gern dort hin.

Zum einen war es eine willkommene Abwechslung im Klinikalltag, zum anderen konnte ich mich tatsächlich währen der Übungen sehr gut entspannen.

Da keine Untersuchungen mehr liefen, waren die Vormittage oft sehr langweilig für mich. Hans hatte seine Anwendungen und daher wenig Zeit für mich. Schließlich fragte ich bei der Visite, ob ich auch einige Anwendungen zusätzlich haben dürfe.

Zu meiner Überraschung war der Arzt sehr positiv angetan von meinem Interesse. Für ihn war es ein Zeichen, dass es mir wieder besser ging.

So durfte ich Kamillenbäder nehmen, die sich positiv auf meine Fistel auswirkten. Massagen, die meinem durch die ständige Schonhaltung verspannten Rücken gut taten, wurden noch dazu verordnet.

Außerdem riet der Arzt mir zu einem psychologischen Gespräch. Davor hatte ich große Angst.

Zu Anfang meiner Krankheit glaubte man noch, Morbus Crohn wäre eine psychische Krankheit. Damit konnte ich überhaupt nicht umgehen.

Wenn in den Achtzigern jemand zum Psychiater oder zum Psychologen ging, wurde man von seinen Mitmenschen oft als verrückt, bekloppt und Ähnliches bezeichnet. Völliger Unsinn, aber genau deswegen weigerte ich mich, ein psychologisches Gespräch in Anspruch zu nehmen.

Heute bedauere ich diese Haltung sehr. Ich sehe die Psyche zwar immer noch nicht als Ursache von MC, doch leider ist diese Krankheit für viele Menschen eine große psychologische

Belastung.

Hätte ich mich damals zu einer Therapie überwinden können, wäre mir sicher einiges erspart geblieben. Sicher wäre ich besser mit den Ängsten und Sorgen, die chronische Krankheiten mit sich bringen, umgegangen.

Heute rate ich jedem MC oder CU Patienten, zu einer begleitenden psychologischen Therapie. Natürlich muss dies jeder für sich entscheiden.

Für mich steht fest: Die Psyche ist nicht die Ursache beider Krankheiten! Allerdings ist MC sowie auch CU für viele eine ungeheuerliche seelische Belastung! Für die Betroffenen, ihre Angehörigen und Freunde.

Zudem glaube ich, dass psychischer Stress sich sehr negativ auf eine organische Krankheit auswirkt.

Nach drei Wochen war ich wieder so weit hergestellt, um nach Hause entlassen zu werden. Wieder entschied ich mich, zu Fred zurückzukehren.

Zu Anfang verhielt er sich fast unterwürfig. Versuchte, mir jeden Wunsch zu erfüllen. Ließ es kommentarlos zu, dass ich bald wieder arbeiten ging. Sagte auch nichts, wenn ich im elterlichen Betrieb aushalf. Zu meiner Selbsthilfegruppe ging ich wieder regelmäßig.

Dieser, für mich trügerische Frieden, hielt allerdings nicht lange an. Schon bald fingen wir wieder an, zu streiten. Mal gab ich nach, mal Fred. Wenn ich von Trennung sprach, drohte er sofort mit Selbstmord. So hielt er mich in Schach. Ich blieb.

Für uns beide war es eine äußerst unerquickliche, ermüdende Situation.

Dass ich nun auch noch regelmäßig mit Petra und Hans telefonierte, machte Fred rasend, von den gelegentlichen Treffen mit den beiden ganz zu schweigen.

Die nächsten zwei Jahre blieb mein MC konstant. Die Fistel am Po schloss sich zwischendurch immer mal wieder, um sich nach einiger Zeit wieder zu öffnen. Es war mir fast lieber, wenn sie offenblieb, denn wenn sie sich verschloss, kamen kurz darauf Schmerzen. Es kam zu Eiteransammlungen und somit bekam ich Fieber, bis die Fistel aufplatzte.

Hatte sie sich geöffnet, spülte ich die Fistel und machte regelmäßig Sitzbäder mit Kamille. Zwischendurch bekam ich immer wieder Clont®, was sich sofort günstig auf die Fistel auswirkte. Die Dosierung von Prednisolon schwankte zwischen 50 mg und 20 mg. Unter 20 mg ging es mir sofort wesentlich schlechter. Imurek® kam wieder dazu.

Die Vitamine A-D-E-K und B12 bekam ich subkutan. Auch Eisentabletten wurden zur Dauermedikation. Da vom ständigen Einnehmen des Prednisolon das Kalzium aus den Knochen geschwemmt wird, bekam ich nun vorbeugend Kalzium-Brausetabletten. Um meine wässrigen Stühle etwas in den Griff zu bekommen, nahm ich dreimal täglich Cholesyramin (Quantalan®).

So wurden aus den wässrigen nun breiige Stühle.

Fiel mein Gewicht unter 45 kg, trank ich zu meiner ansonsten ballaststoffarmen Kost Astronautennahrung, um nicht zu stark untergewichtig zu werden. Wirklich aus dem Schub heraus kam ich in dieser Zeit nicht.

Regelmäßig fuhr ich zu den Untersuchungen nach Bad Hersfeld. Zu den üblichen Blutuntersuchungen ging ich zu meinem Hausarzt. Wenn er mich krankschrieb, ging ich trotzdem weiter arbeiten. Ich mochte meine Arbeit und außerdem wollte ich nicht zu Hause sein. Fred erzählte ich meist nicht, wenn ich krankgeschrieben war. So ging ich weiteren Konflikten aus dem Weg.

Anfang 1989 nahmen meine Durchfälle wieder drastisch zu. Mit der Einnahme von Quantalan® ging ich 15 Mal am Tag zu Toilette. Ließ ich das Mittel weg, musste ich etwa 30 Mal. Manchmal entdeckte ich Eiter und Blut im Stuhl.

Zunächst unternahm ich nichts. Eine Kollegin war krank und ich wollte auf keinen Fall auf der Arbeit fehlen. Unser Geschäft war sehr klein, und wenn jemand fehlte, mussten die Anderen dessen Arbeit übernehmen. Fehlten zwei, wurde die Arbeit zu einem unglaublichen Stress. Dies wollte ich meinen Kollegen nicht zumuten.

Da ich während eines Arbeitstages erst abends etwas aß, nahm ich kontinuierlich ab.

Im Sommer 89 war mein Gewicht auf 38 kg abgesunken. Nach Feierabend ging ich oft, nachdem ich etwas gegessen hatte, sofort ins Bett. Nachts musste ich häufig aufstehen, da ich zur Toilette musste. Als ich in diesem Zustand zu einer Blutuntersuchung bei meinem Hausarzt war, überwies er mich gegen meinen Willen wieder nach Bad Hersfeld. Er entschied vollkommen richtig. Ich hatte keine Kraft mehr.

Schon nach einer Woche in der Klinik kam ich zur Ruhe. Meine Stühle reduzierten sich auf drei- bis viermal am Tag. Doch die Ärzte entließen mich nicht.

Der behandelnde Stationsarzt sprach mich immer wieder auf meine private Situation an. Ich ging seinen direkten Fragen aus dem Weg. Erzählte nichts von meinem Beziehungsdilemma. Doch er ließ nicht locker. Seine Fragen wurden immer bohrender. Er versuchte mich erneut, zu einem Gespräch mit dem Psychologen des Hauses zu bewegen. Ich blieb stur und weigerte mich psychologische Hilfe in Anspruch zu nehmen.

Abermals ging ich zum autogenen Training. Auch die anderen Anwendungen nahm ich gern in Anspruch.

Fred besuchte mich häufig und der Arzt beobachtete diese Besuche argwöhnisch.

Bei diesem Aufenthalt lernte ich Uwe kennen. Er war auch MC Patient. Noch dazu hatte er Morbus Bechterew. Dies ist eine schmerzhafte, chronisch verlaufende entzündlichrheumatische Erkrankung, die sich vor allem an der Wirbelsäule auswirkt.

Inzwischen weiß ich, dass es die Kombination Morbus Crohn und Morbus Bechterew des Öfteren gibt.

Uwe war ein wunderbarer Mann. Schon nach kurzer Zeit verliebte ich mich in ihn. Zum ersten Mal hatte Fred wirklich Grund, eifersüchtig zu sein.

Uwe und ich unternahmen so viel wie möglich zusammen. Hatten ähnliche Interessen. Waren stundenlang zusammen im Bastelraum. Wir führten uns auf wie siamesische Zwillinge. Waren unzertrennlich. Es war wunderbar.

Ich blühte auf. Doch sobald Uwe Zukunftspläne schmiedete, erschrak ich.

Ich hatte ihm alles über Fred erzählt und Uwe hoffte, dass ich mich von ihm trennte. Ich zögerte. Hatte Angst.

Angst mich von Fred zu trennen. Wenn er mich besuchte, litt Uwe. Ich hatte ein schlechtes Gewissen, gegenüber Fred und Uwe.

Als ob Fred spürte, was mit mir los war, wurde er blitzartig wieder der liebenswerte Mann, der er zu Anfang unserer Beziehung war. Allerdings war er nach wie vor eifersüchtig. Doch dass er dieses Mal Grund zur Eifersucht hatte, ahnte er nicht.

Nochmals fuhr ich zu Fred zurück. Auf der Rückfahrt weinte ich ununterbrochen. Der Abschied von Uwe brach mir mein Herz. Auch er war untröstlich. Ich sagte ihm, dass wir keinen Kontakt mehr haben dürften. Der Gedanke, nie mehr in seinen Armen zu liegen, nie mehr mit ihm lachen zu können, unsere langen Gespräche nicht mehr fortzuführen, zerriss mich. Ich fühlte, wie die Seele in mir schrie: „Tu das nicht!“

Doch ich ignorierte meine Gefühle.

Fred bemerkte meinen Kummer nicht. Für ihn war alles wie immer. Er hatte gesiegt.

Schon kurze Zeit später war alles wie gehabt. Wir lebten nebeneinander her, stritten unaufhörlich.

Nur eines hatte sich geändert: Ich wusste nun wieder, wie es sich anfühlt, wenn man liebt. Kannte das Gefühl von Glück wieder.

Und: Ich war noch unglücklicher als zuvor!

Wochen später klingelte unser Telefon, und als ich abnahm, hörte ich eine leise, fast flüsternde Stimme:

„Ist er da?"

Mein Herz pochte ungestüm. Uwe war in der Leitung. Ich freute mich wahnsinnig. Fred war arbeiten und ich konnte ungestört mit Uwe reden. Schon seine Stimme war Balsam für meine verletzte Seele. Ich wäre am liebsten durch den Hörer gekrochen, um ihm noch näher zu sein. Schließlich verabredete ich mich mit ihm. Wir wollten uns heimlich treffen. Ein sehr schwieriges Unterfangen für mich. Fred kontrollierte nach wie vor jeden Schritt, den ich machte. In den nächsten Tagen überlegte ich fieberhaft, wie ich heimlich zu Uwe kommen sollte.

Hans!

Hans sollte mein Alibi sein. Ihn hatte ich eh` in mein Geheimnis eingeweiht. Er willigte sofort ein. Hatte Verständnis für meine Situation. Riet mir erneut, mich von Fred zu trennen.

Fred war nicht begeistert, als ich ihm mitteilte, ich wolle mich mit Hans treffen. Er wusste zwar, von Hans Homosexualität, war aber trotzdem eifersüchtig auf ihn. Zudem machte er dauernd abfällige Bemerkungen über meinen schwulen Freund.

Ich setzte mich durch und fuhr aufgeregt nach Münster, wo Uwe lebte. Auf der zweistündigen Fahrt fuhren meine Gefühle Schlitten mit mir. Ein Auf und Ab zwischen schlechtem Gewissen und Vorfreude, Uwe zu sehen und endlich in seinen Armen zu liegen. Doch auch Zweifel zermürbten mich.

Würde es wieder so sein wie in der Klinik, die uns vom Alltag abschirmte? Außerdem war ich misstrauisch.

Spielte Uwe mit meinen Gefühlen? Was wäre, wenn ich mich tatsächlich von Fred trennen würde? Wäre Uwe, wenn ich zu ihm zog, weiterhin der liebevolle Mann, den ich kannte?

Oder würde er auch zum Tyrannen werden? Mich kontrollieren? Als sein Eigentum sehen?

Als ich Uwe strahlend am verabredeten Treffpunkt entdeckte, rannte ich zu ihm. Alle Zweifel waren vergessen. Auch er lief mir entgegen. Augenblicklich war der Zauber wieder da. Wir lagen uns in dem Armen und ich war glücklich.

Wir verbrachten einen zauberhaften Tag. Endlich konnte ich wieder lachen. Reden, ohne darüber nachzudenken, etwas Falsches zu sagen. Es war so, als ob wir nie getrennt gewesen wären.

Über Fred sprachen wir kein Wort. Wir wollten einfach nur den Tag genießen, ohne nachzudenken. Wollten den Zauber durch nichts kaputt machen.

Als ich wieder zurückfahren musste, wurden wir unendlich traurig. Wir verabredeten, uns bald wiederzusehen und das machte den Abschied nicht ganz so schwer.

Auch darüber, wie es mit uns weitergehen sollte, sprachen wir kein Wort.

Auf der Heimfahrt meldete sich mein schlechtes Gewissen wieder. Was sollte ich tun, wenn Fred mir auf den Kopf zusagte, dass ich einen Geliebten hätte? Dieses Mal war sein Verdacht nicht grundlos. Dieses Mal beschuldigte er mich zu Recht.

Kurz bevor ich zuhause war, hielt ich noch einmal, um mit Hans zu telefonieren. Von einem Telefonhäuschen rief ich ihn an.

Ich war geschockt, als er mir erzählte, dass Fred ihn angerufen habe.

Wo hatte Fred die Telefonnummer her?

Er kannte den Nachnamen von Hans nicht. Wusste noch nicht einmal, wo er wohnte!

Fred musste in meinen persönlichen Sachen herumgeschnüffelt haben. Für mich ein Tabu! Eine andere Möglichkeit gab es nicht.

Diese Tatsache machte mich stinksauer.

Ich war wütend. Hans erinnerte mich, dass ich mir nichts anmerken lassen dürfe, wenn ich auf Fred traf. Er hatte ihm erzählt, dass ich gerade auf der Toilette war, als er anrief. Weiter erzählte er, wir wären zum Essen bei Freunden von ihm eingeladen und wollten unverzüglich los. Ich wäre daher nicht mehr erreichbar für Fred. Ein Handy hatte ich zu jener Zeit glücklicherweise noch nicht.

Daheim angekommen keifte mich Fred schon im Flur an. Ich ließ alles schweigend über mich ergehen. Obwohl ich mich immer noch darüber ärgerte, dass Fred in meinen Sachen herumschnüffelte, meldete sich massiv mein schlechtes Gewissen.

Dass ich nur dastand und nicht auf seine Anschuldigungen reagierte, machte ihn noch zorniger, als Fred ohnehin schon war. Einer Backpfeife konnte ich gerade noch so ausweichen. Nichtsdestoweniger fühlte ich mich schuldig.

In den nächsten Wochen schlich ich nur noch um Fred herum. Wieder versuchte ich, ihm alles recht zu machen.

Mein Gewissen quälte mich, denn ich telefonierte nach wie vor, heimlich mit Uwe. Nur der Gedanke, mich mit ihm, wenn ich es irgendwie einrichten konnte, zu treffen, hielt mich über Wasser. Diese kurzen Momente des Glücks waren mein Lebenselixier.

Hans und Petra waren für mich stets ein Alibi zu unseren Verabredungen. Obwohl sie mir immer wieder rieten, mich von Fred zu lösen, konnte ich mich nicht dazu durchringen.

Uwe ließ mir Zeit. Gab mir die Möglichkeit, die richtige Entscheidung zu treffen. Ich war sehr dankbar für seine Geduld, obwohl ich merkte, dass er auch unter der Situation litt.

Auch mein Cröhnchen litt. Ich nahm wieder rapide ab und am 18.10.89 fuhr ich abermals nach Bad Hersfeld.

Die Rektoskopie musste dieses Mal mit einem Kinderproktoskop durchgeführt werden, da sich Fissuren um den Schließmuskel gebildet hatten. Daher war die Untersuchung sehr schmerzhaft. Überdies war der Muskel von älteren verschlossenen Fisteln narbig und eng. Hatte ich mal festeren Stuhl, war er nur noch bleistiftdick.

Bei einer Fisteldarstellung wurde ein 7 cm langer Fistelgang, der Anschluss zum Rektum hatte, entdeckt.

Mein Cortison wurde auf 100 mg heraufgesetzt, jedoch in Zehnerschritten dann täglich reduziert. Imurek® blieb, Quantalan® auch sowie die Kalzium-Brausetabletten, in Wasser auflösbar und die Vitamine A-D-E-K subkutan.

Da meine Eisenwerte extrem niedrig waren, wurde das Eisenpräparat intravenös zugeführt. Essen durfte ich ballaststoffarm und bekam zusätzlich, um zuzunehmen, Astronautenkost.

Mit der hohen Dosis Cortison schwebte ich 2 cm über den Teppich zu den Anwendungen, die ich zusätzlich bekam. Ich wurde hyperaktiv, war ständig in Bewegung, bekam Hitzewellen, schwitzte folglich und schlief schlecht.

Dennoch fühlte ich mich wohl. Ich war in Sicherheit. Die Klinik bildete einen Schutzwall und meine Probleme blieben weitgehend draußen. Abgesehen von gelegentlichen Besuchen Freds. Doch da ich mit ihm auf dem Zimmer der Akut-Station blieb, verhielt er sich relativ ruhig. Auch diese Bettnachbarin war wieder begeistert von dem lieben Mann an meiner Seite.

Als ich mal wieder zu einer Anwendung in die Badeabteilung schweben wollte, blieb ich, wie angewurzelt, in der Empfangshalle stehen.

Ich glaubte vollkommen wirr zu sein, denn ich meinte, Uwe an der Rezeption entdeckt zu haben.

Immer noch auf dem gleichen Punkt stehend, sah ich angestrengt zur Rezeption.

Täuschte ich mich?

Oder war dort tatsächlich Uwe?

Nein, das konnte nicht sein, denn ich entdeckte Koffer, neben dem Menschen, den ich für Uwe hielt. Warum sollte Uwe Koffer mitbringen, wenn er mich besuchen wollte?

Der Mann schien meine Blicke zu spüren, denn unvermutet sah er in meine Richtung. Dann sah ich sein lachendes Gesicht und der Mann winkte mir fröhlich zu. Uwe! Mein geliebter Uwe.

Langsam, doch mit klopfenden Herzen, ging ich auf ihn zu. Er sprach gerade mit der Empfangsdame, die seine Personalien aufnahm.

Als ich neben ihm stand, nahm er mich in den Arm und lachte laut. Dann flüsterte er in mein Ohr:

„In den nächsten Wochen können wir zusammen sein, denn ich bin auch in der Klinik."

Ich konnte mein Glück kaum fassen. Dachte, ich träume. Hätte eine Vision. Alles war zu schön, um wahr zu sein.

Uwe sah den Anwendungsplan in meinen Händen und ermahnte mich, zunächst in die Badeabteilung zu gehen.

Wir verabredeten uns in der Halle.

Wenn ich heute darüber nachdenke, war es, glaube ich, das längste Kamillenbad, das ich jemals genommen habe.

Eigentlich genoss ich diese Bäder sehr. Sie entspannten mich. Doch ich konnte es kaum erwarten, zu Uwe zu gehen.

Ich zappelte unruhig in der Wanne herum. Wartete auf das Klingeln der Eieruhr, die an den weißen Kacheln klebte. Das Signal für das Ende des Bades.

Erlöst hörte ich endlich das blecherne Klingeln und sprang fast aus der Wanne hinaus. Hastig zog ich meinen Bademantel an und eilte die Treppen hinauf.

Enttäuscht bemerkte ich, dass Uwe noch nicht in der Halle saß.

Ich rannte auf mein Zimmer und zog mir eilig Straßenkleidung an. Ich wollte schön sein, für Uwe. Nach einem Blick in den Spiegel zog ich meine Lippen rosa nach und ging in die Halle zurück.

Immer noch war er nicht da.

Natürlich kannte ich die Abläufe der Klinik inzwischen gut genug, um zu wissen, dass Uwe auf seinem Zimmer auf den Stationsarzt warten würde. Bevor er hinunterkommen konnte, musste er noch die Anamnese über sich ergehen lassen.

Obwohl ich es kaum erwarten konnte, ihn zu sehen, war ich

nun froh, noch etwas Zeit zum Nachdenken zu haben.

Ich fragte mich wie er es geschaffte hatte zeitgleich mit mir in die Klinik zu kommen. In Gedanken sah ich Uwe noch einmal an der Rezeption stehen. Erst jetzt fiel mir auf, wie spindeldürr er aussah. Auch die dunklen Augenränder übersah ich voller Freude.

Schon bevor er in die Halle kam, erkannte ich: Uwe war auch im Schub. Auch sein Cröhnchen machte wieder Probleme.

Wochenlang schaffte ich es nicht, mich mit ihm zu treffen und auch die Telefongespräche waren sehr selten geworden. Daher wusste ich nicht genau, wie es ihm wirklich gesundheitlich ging.

Die nächsten Wochen möchte ich um nichts auf der Welt vermissen. Sie waren wundervoll. Mir fehlen die Worte, um diese unglaubliche Zeit zu beschreiben.

Wenn es möglich gewesen wäre, hätte ich den Rest meines Lebens in der Klinik verbracht!

Uwe und ich hatten dort eine unglaublich schöne Zeit.

Am 01.12.89 war der schöne Klinikaufenthalt leider vorbei. Der Abschied von Uwe fiel mir unermesslich schwer. Doch ich versprach ihm, mich bald von Fred zu trennen. Voller Hoffnung fuhr ich zu Fred zurück. Ich nahm mir vor, bei passender Gelegenheit mit Fred zu reden. War voller Elan. Fühlte mich gesund.

Nur wenige Tage später nahm ich all meinen Mut zusammen und bat Fred um ein Gespräch.

Ich versuchte ihm so schonend wie möglich klarzumachen, dass unsere Beziehung keinen Sinn mehr machte.

Wie erwartet, drehte er vollkommen durch. Brüllte mich an. Seine Blicke waren hasserfüllt. Er demolierte unsere Küche und warf mit Geschirr nach mir. War außer sich. Weinte schließlich. Machte sich klein. Wurde unterwürfig. Bettelte mich an, bei ihm zu bleiben.

Doch ich gab nicht nach. Ich ging ins Schlafzimmer, um das Nötigste in meinen Koffer zu stopfen.

Als ich hörte, dass Fred sich Badewasser einließ, dachte ich, er hätte sich wieder einigermaßen beruhigt. Der Koffer war gepackt und ich wollte noch einmal nach Fred sehen, um mich zu vergewissern, dass es ihm etwas besser ging.

Leise klopfte ich an die Tür. Er antwortete nicht. Ich pochte energischer. Dachte, er höre mich nicht.

Keine Antwort.

Ängstlich öffnete ich leise die Tür. Spähte zur Wanne, doch darin war Fred nicht. Ich schob die Tür weiter auf und sah Fred blitzschnell in die Badewanne springen. Die Wanne war halb voll und das Wasser schwappte über den Beckenrand.

Gerade als ich mich fragte, was diese Aktion bedeutete, entdeckte ich erschrocken den Fön in seiner Hand.

Fred bemerkte, dass ich den Raum betrat, stellte den Fön an und schrie:

„Wenn du gehst, lass ich ihn ins Wasser fallen!"

Geistesgegenwärtig zog ich pfeilschnell den Stecker aus der Dose. Ich redete ruhig auf Fred ein, doch er sagte immer wieder:

„Ich komme nur hier raus, wenn du mir versprichst, für immer bei mir zu bleiben."

Was sollte ich tun? Fred seinem Schicksal überlassen?

Wahrscheinlich wäre das richtig gewesen, doch ich konnte die Verantwortung nicht übernehmen. War zu feige.

Wieder gab ich nach. Versprach Fred, zu ihm zu halten und unserer Beziehung eine neue Chance zu geben.

Erneut hatte Fred mich im Griff. Er versprach mir, sich zu ändern, doch ich glaubte ihm nicht mehr. Ich bat ihn, eine Therapie gegen seine krankhafte Eifersucht zu machen, doch er lehnte ab. Versprach sie allein in den Griff zu bekommen. Ich kannte ihn gut genug, um zu wissen, dass er dies niemals ohne Hilfe schaffen würde.

Ich war verzweifelt.

So oft es möglich war, telefonierte ich mit Uwe. Er war weiterhin geduldig mit mir. Hörte mir zu. Gab mir Kraft.

Unsere heimlichen Treffen wurden noch seltener. Fred ließ mich nur noch ab und zu allein aus dem Haus. Er überwachte jeden meiner Schritte.

Kam ich mal eine Stunde später von der Arbeit, musste ich ihm peinlichst genau berichten, mit wem ich diese Zeit verbrachte. Obwohl ich ihm kein Wort von Uwe erzählte, ahnte Fred, dass es jemanden Anderen gab, den ich liebte. Sobald es nicht so lief, wie er es sich vorstellte, drohte er mit Selbstmord.

Am 24.03.1990 wurde ich erneut in die Klinik eingewiesen. Seit Anfang des Jahres bekam ich eine Blasenentzündung nach der anderen. Zwei Tage, bevor ich nach Bad Hersfeld fuhr, bemerkte ich beim Wasserlassen Luftabgänge. In der Klinik wurde ich unverzüglich auf Astronautenkost umgestellt. Kurz darauf wurde eine Fistel zur Blase festgestellt. 1990 war diese Diagnose eine dringliche Indikation zu einer Operation.

Ich wehrte mich dagegen. Wollte keine OP. Hoffte, die Fistel schließt sich durch konsequentes Trinken von Astronautenkost und der Gabe von Metronidazol in Kombination mit Ofloxacin.

Es gab Studien, bei denen sich unter dieser Kombination Antibiotika Fisteln geschlossen hatten.

Mein Arzt redete mit Engelszungen auf mich ein. Versuchte, mich zu einer Operation zu bewegen. Ich bleib stur. Weigerte mich.

Am 23.03.90 wurde ich zum Professor des Hauses geschickt. Kein gutes Zeichen!

Ein Mediziner der alten Garde. Er führte die Klinik mit starker Hand. War hart aber gerecht. Gefürchtet und geliebt zugleich.

Auch von mir.

Ich wusste, dass der Besuch bei ihm nichts Gutes zu bedeuten hatte.

Als ich den Raum ängstlich betrat, saß er wohlgefällig auf seinem Thron und schüttelte ungehalten mit dem Kopf. Noch bevor ich ihm gegenüber Platz nahm, blaffte er mich an:

„Mädchen, wenn Du unbedingt deine Nieren verlieren und auch noch Dialysepatient werden willst, dann lass dich nicht operieren. Wenn du die Nieren behalten willst, ist eine Operation unumgänglich. Entscheide dich!"

Diese drei Sätze, die er mir unverblümt um die Ohren knallte, saßen. Ich saß betroffen und kleinlaut vor ihm.

Auch mein Lieblingsarzt hatte mir von der Gefahr, die Nieren zu verlieren, berichtet. Doch er hatte so sanft mit mir gesprochen, dass ich seine Bedenken über Bord warf.

Der Professor rief unverzüglich und in meinem Beisein, seinen Studienkollegen in der Uniklinik Heidelberg an, ebenfalls Professor und Chef der chirurgischen Abteilung der Uni.

Nachdem er dort einen Termin für mich vereinbarte, sprach er noch lange mit mir. Nun war seine Stimme warm und weich. Er versicherte mir, dass ich in Heidelberg in allerbesten Händen sei.

Versprach mir, mit dem Professor, der mich operieren sollte, in Verbindung zu bleiben. Gab mir Hoffnung, bald wieder zur Reha in Hersfeld zu sein.

Am 24.03.90 wurde ich mit dem Krankenwagen nach Heidelberg in die Klinik gefahren.

Abrupt geriet ich in den hektischen Betrieb einer Uni. Mir wurde wieder bewusst, wie ruhig und friedlich es in der kleinen, fast familiären Klinik in Bad Hersfeld zuging.

Nach der Aufnahme wurde ich sofort in die chirurgische Abteilung geschickt. Schon allein die zu finden, war eine Herausforderung für mich.

Es ging dort zu wie in einem Ameisenhaufen. Alle liefen emsig umher und schienen in Eile zu sein, sogar die Patienten.

Als ich nach langem Herumirren endlich die Station fand, musste ich erst einmal eine Krankenschwester suchen.

Ich dachte, ich käme sofort auf mein Zimmer. Nein! Als ich endlich eine Schwester fand, wies sie mich im Vorbeilaufen an, auf einem Stuhl direkt neben dem Schwesternzimmer Platz zu nehmen.

Ich stellte den Koffer neben mich und wartete.

Nach etwa einer Stunde fragte ich vorsichtig nach, ob man mir mein Zimmer zeigen könne. Doch man sagte mir, ich müsse mich noch etwas zu gedulden.

Langsam wurde ich ungeduldig und lief in dem langen blank gescheuerten Flur auf und ab. Nochmals verging eine Stunde.

Als ich schon glaubte, ich wäre vergessen worden, sah ich einen Arzt im wehenden Kittel auf mich zukommen. Er führte mich in ein Untersuchungszimmer, und unverzüglich und ohne Einleitung kam er auf die bevorstehende OP zu sprechen.

Ich war sehr überrascht, denn ich rechnete damit, noch einige Untersuchungen hinter mich bringen zu müssen.

Doch da mein Professor und der in Heidelberg gut befreundet waren, verließ dieser sich auf die Berichte und Röntgenaufnahmen, die ich mitgebrachte.

Das war keine Selbstverständlichkeit. Schon des Öfteren hatte ich mich an dem lästigen Röntgen der Lunge, vorbeigemogelt. Eine Untersuchung, die fast bei jedem Krankenaufenthalt durchgeführt wurde.

Ich glaubte und glaube immer noch, dass diese Untersuchung höchsten einmal im Jahr nötig ist.

Als MC Patient wird man eh ständig geröntgt und ist somit den belastenden Röntgenstrahlen ausgesetzt.

Wenn ich zum Thorax-Röntgen ging, wandte ich daher immer eine kleine List an, um dem zu entgehen.

Sobald die Schwester mich in den Untersuchungsraum führte, fragte ich sie:

„Sagen Sie mal, ist es eigentlich gefährlich, geröntgt zu werden, wenn man schwanger ist?“

Meist kam die Gegenfrage: „Frau Cotilis, sind sie denn

schwanger?“

Worauf ich antwortete: „Ich weiß es nicht genau“.

Fast immer wurde ich unverrichteter Dinge ins Zimmer zurückgeschickt.

In Hersfeld kannte man mich und diesen Trick schon. Schon, wenn ich den Kopf durch den Türrahmen der Röntgenabteilung steckte, lachten die Schwestern ironisch und fragten:

„Na Frau Cotilis, wissen wir mal wieder nicht, ob wir ein Baby bekommen?“

„Ich schon“, entgegnete ich dort frech, „wenn sie sich nicht sicher sind, sollte sie lieber nicht hier arbeiten, bis sie es herausgefunden haben.“

Heute sage ich unumwunden, dass ich meine Lunge nicht mehr als einmal im Jahr röntgen lassen möchte und niemand hat mir dies bisher übel genommen.

Die Nacht verbrachte ich auf dem Flur der Uniklinik. Es gab kein freies Bett mehr für mich und man hatte kurzerhand ein Bett in den Flur gestellt.

So kriegte ich kein Auge zu. Die Nachtschicht schlich sich ständig an mir vorüber. Notfälle wurden eingeliefert. Patienten, die zur Toilette wollten, schlurften in ihren Pantoffeln an meinem Bett vorbei und schauten neugierig hinein.

Nickte ich doch mal ein, weckte mich meine entzündete Blase und ich schleppte mich zur Toilette, um dort meine drei bis vier Tröpfchen Urin zu lassen. War es mal ein Schnapsgläschen voll, brannte es beim Wasserlassen höllisch. Zudem entdeckte ich besorgt, dass die Farbe des Urins immer dunkler wurde. Ein Zeichen dafür, dass die Fistelöffnung größer geworden war und auf diesem Weg etwas Kot in die Blase kam.

Als ich mal wieder auf Toilette war, hörte ich ein leises Schluchzen in der Nachbarkabine. Zunächst dachte ich, ich hätte mich verhört, doch das Schluchzen wurde immer lauter.

Ich wusste nicht, was ich tun sollte und wusch mir erst mal die Hände. Immer noch hörte ich, wie jemand weinte.

Zögernd klopfte ich an die Tür und fragte:
„Ist bei ihnen alles in Ordnung?“
„Ja, alles prima“, antwortete eine warme Frauenstimme.
Etwas beruhigt ging ich wieder auf den Flur hinaus. Ich setzte mich auf den Stuhl, den man zu meinem Bett stellte und wartete, bis der Mensch, zu dem die Stimme gehörte, auf den Flur trat.
Tatsächlich kam kurz darauf eine junge Frau in meine Richtung gelaufen. Als sie neben mir war, flüsterte ich: „Hallo, ist wirklich alles in Ordnung?“
„Mir geht es heute sehr, sehr gut und ich bin überglücklich“, flüsterte sie lächelnd zurück.
Überrascht sah ich in ihr bleiches, jedoch strahlend glückliches Gesicht. Neugierig entgegnete ich:
„Und warum haben sie geweint, wenn ich fragen darf? „„„Nee, überhaupt kein Problem“, wisperte sie:
„Ich war heute das erste Mal, nach der OP auf dem Klo.“ Überrascht antwortete ich etwas zu laut:
„Tat das so weh?“
„Nein, überhaupt nicht“, antwortete sie lachend.
Die Nachtwache war inzwischen auf uns aufmerksam geworden und bedeutete uns, etwas leiser zu sein.
Wir beschlossen spontan, da wie beide nicht schlafen konnten, in den nächstgelegenen Aufenthaltsraum zu gehen. Schnell waren wir beim Du und Brigitte erzählte mir, was ihr Weinen zu bedeuten hatte.
Sie war CU Patientin und hatte seit vielen Jahren mit einem Stoma gelebt. Eigentlich hatte sie sich mit der Situation arrangiert und war damit recht gut umgegangen.
Zu einer Rektum-Exspiration hatte sie sich glücklicherweise nie entschließen können und ihr Schließmuskel war ihr daher erhalten geblieben. Irgendwie erfuhr sie, dass es seit einiger Zeit die Möglichkeit gab, einen Pouch legen zu lassen. Kurz entschlossen entschied sie sich für die OP.

Nach einer Messung, ob der untrainierte Schließmuskel noch ausreichend funktionsfähig war, musste sie wochenlang ihren Schließmuskel trainieren.

Lachend erzählte Brigitte: „Normale Menschen gehen in die Muckibude, um ihre Muskeln zu trainieren und ich trainiere meinen Schließmuskel! Ich hab` so oft die Pobacken zusammengekniffen, dass Schwarzenegger neidisch würde, so gut funktioniert das Ding nun wieder".

Nach der letzten Messung war sie schließlich auf dem Operationstisch gelandet.

Seit drei Tagen wartete sie nun sehnsüchtig auf ihren ersten Stuhlgang. Als ich sie weinen hörte, war es passiert. Ihr erster Stuhlgang war da. Ein Zeichen, dass die Operation erfolgreich war.

Brigitte und ich lachten beide, als wir darüber nachdachten, über was man sich so alles freuen konnte.

Wir schwatzten die ganze Nacht. Brigitte war vollkommen aufgedreht und glücklich und ich war nervös, da ich nicht wusste, was mich am nächsten Tag erwartete.

Schlafen konnten wir sowieso nicht.

Brigitte erzählte von dem tollen Professor, der sie operierte. Sie war Privatpatientin und hatte daher freie Arztwahl.

Ich fand mich zwar inzwischen damit ab, dass meine OP kurz bevorstand, aber wer sie durchführen würde, wusste ich nicht.

Dass die Heidelberger Uni Klinik auf CU sowie MC spezialisiert war und diesbezüglich einen sehr guten Ruf genoss, war mir bekannt.

Mein Professor von Hersfeld hatte mir zwar versprochen, dass sein Studienfreund mich operieren würde, doch ich war mir nicht sicher, ob es auch wirklich so sein würde. Leider war und bin ich Kassenpatient. Bisher ist es mir zwar immer gelungen die angesagten Spezialisten für mich zu bekommen, doch dies war manchmal eine nervenaufreibende Angelegenheit.

Wenn beispielsweise der Chef operiert, wird die OP zwangsläufig teurer. Die Krankenkassen wollen natürlich Kosten sparen. Die Entwicklung, die sich hierdurch ergibt, finde ich sehr beängstigend. Wer will schon Patient zweiter Klasse sein? Jeder Patient möchte die bestmögliche medizinische Behandlung für sich. Bei der Aufnahme am Nachmittag fand ich nicht heraus, wer mich operieren würde. Der untersuchende Arzt antwortete mir nur sehr schwammig und ausweichend, als ich ihn danach fragte.

Als die Nachtwache abgelöst wurde und der hektische Betrieb langsam wieder aufgenommen war, beschloss Brigitte, wieder in ihr Zimmer zu gehen. Ich legte mich in mein Bett.

Nachdem die Übergabe abgeschlossen war, schwärmten Schwestern und Pfleger geschäftig umher. Betten machen, frisch Operierte waschen, Fieber messen und so weiter waren nun angesagt.

Als eine Schwester aus Brigittes Zimmer kam, eilte sie auf mich zu und sagte:

„Sie haben aber Glück, Frau Cotilis. Ihre Freundin ist so freundlich und lässt sie mit auf ihrem Einzelzimmer schlafen“.

Wortlos karrte sie mein Bett in Brigittes Zimmer.

Dies war sehr klein, aber absolut besser, als weiterhin auf dem Flur zu bleiben. Ich freute mich sehr und bedankte mich herzlich bei Brigitte. Sie war froh, etwas Gesellschaft zu haben. Wir schwatzten ununterbrochen. Auf diese Weise wurde ich etwas von dem bangenden Warten abgelenkt.

Erst gegen Mittag kam ein großer, gut aussehender Mann mit weißem Kittel in unser Zimmer.

Als Privatpatientin hielt Brigitte nun Audienz. Chefvisite;

Ich wollte diskret das Zimmer verlassen, doch Brigitte gab mir unauffällig einen Wink, zu bleiben.

Als die Visite beendet war, wandte der Professor sich zu mir und fragte:

„Na, und wen haben wir denn hier?“

Ich stellte mich vor und er bemerkte: „Ach ja, Sie sind das Cröhnchen, über das ich mit Hugo gesprochen habe. Ich sehe mir gleich mal Ihre Akte an und komme dann noch einmal, um alles mit Ihnen zu besprechen.“

Schwuppdiwupp … schon war er wieder zur Tür hinaus.

Brigitte sah mich triumphierend an und sagte:

„Siehste, der wird dich bestimmt selbst operieren.“

Ich war mir da immer noch nicht so sicher und begann erneut, zu grübeln. Doch Brigitte, die ein sehr offenes, lustiges Naturell hatte, schaffte es wiederum, mich abzulenken.

Erst am frühen Abend betrat der Professor erneut unser kleines Zimmer. Diesmal ging es ausschließlich um mich. Er teilte mir mit, dass ich zwei Tage später, operiert werden sollte.

Er höchstpersönlich würde die OP vornehmen, offenbarte er mir. Der Professor gab mir zu verstehen, dass bei der OP selbstverständlich nichts passieren könne. Obwohl er sehr eingebildet und hochnäsig rüberkam, war ich erleichtert. An mangelndem Selbstbewusstsein fehlte es ihr nicht, der göttlichen Hoheit in Weiß.

Ich war sofort von seinem Können überzeugt. Die Überzeugung, in gute Hände zu geraten, beruhigte mich ungemein.

Brigitte hatte mir schon am Vormittag viel von dem Professor erzählt. Auch auf sie wirkte er etwas arrogant, doch sie war überzeugt davon, dass er ein ausgezeichneter Chirurg sei.

Brigitte und ich kamen überein: Egal, was für ein Mensch er ist, Hauptsache sein handwerkliches Können überzeugt.

Heute denke ich, jeder Mediziner sollte während des Studiums einige Semester Psychologie zusätzlich absolvieren. Ich glaube, da man sich als Patient in einer außergewöhnlichen und beängstigenden Situation befindet, ist man besonders empfindlich. Man fühlt sich oft ausgeliefert und kann in das Geschehen nicht eingreifen. Ein Lächeln oder ein paar nette, Mut machende Worte helfen mir sehr in solchen Situationen.

Naja, unsere Hoheit hatte wenigstens ausführlich über die

OP mit mir gesprochen.

Natürlich ist es mir vollkommen bewusst, dass es für Mediziner und Pflegepersonal nicht einfach ist, immer die richtigen Worte zu finden. Jeder Patient ist anders und nicht jeder Tag ist gleich.

Ein Beruf, der in irgendeiner Form mit kranken Menschen zu tun hat, sollte wirklich Berufung für den Ausübenden sein. Nur so kann eine gute Arbeit dabei herauskommen, denke ich.

Wirtschaftliche Gründe sollten keine allzu große Rolle spielen. Allerdings sehe ich das Pflegepersonal als vollkommen unterbezahlt an.

Am nächsten Morgen begann ich schon sehr früh mit der Abführerei. Der Darm musste vollkommen leer und sauber für die bevorstehende Operation sein.

Da sich die Toiletten am anderen Ende des langen Flures befanden eine äußerst schwierige Angelegenheit.

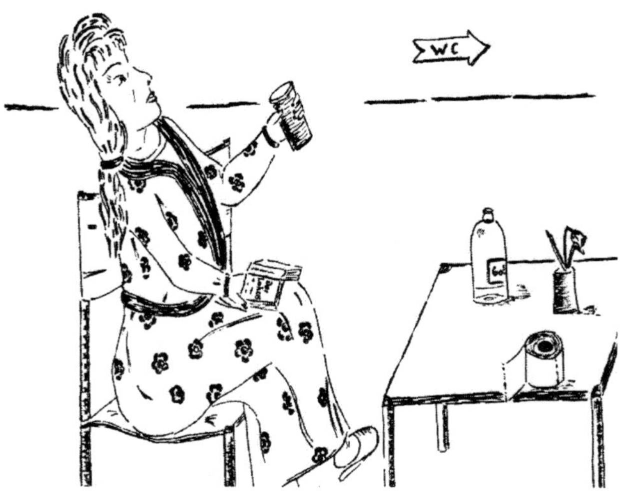

Oft hetzte ich über den langen Gang und kam auf dem letzten Drücker dort an. Als meine Verdauung völlig aus dem Ruder geriet, nahm ich die eklige abführende Flüssigkeit mit. Nah bei dem Örtchen, was ich nun im Zehnminutentakt ansteuerte, stand ein kleines Tischchen mit zwei Stühlen. Dort richtete ich mich häuslich ein. Ein Buch, eine Rolle weiches Klopapier daneben und natürlich die letzte Flasche Abführmittel.

Als Brigitte die Klopapierrolle sah, die auf dem Tischchen thronte, lachte sie schallend und sagte: „Gute Idee, Rosa. Für unsere zarten Popochen nur das Beste!"

Das harte, in Krankenhäusern übliche Papier, erweist sich für durchfallgestresste Pos als nicht gerade angenehm. Es fühlt sich so an, als wenn ein gesunder Mensch grobes Schleifpapier benutzt.

Ich habe mir angewöhnt, immer einige Rollen flauschiges Papier im Gepäck zu haben. Auch im Kofferraum meines Autos befinden sich stets einige davon. Zusätzlich noch eine zweite Garnitur Unterwäsche und Kleidung zum Wechseln, falls doch mal was daneben geht und natürlich noch eine Familienpackung Reinigungstücher. Mein „Notfall-Set".

Außerdem habe ich schon seit Jahren einen Schlüssel für Schwerbehinderten-Toiletten. Der Schlüssel passt an allen Autobahntoiletten in Deutschland sowie auch bei öffentlichen Schwerbehinderten-Toiletten in den meisten Städten unserer Bundesrepublik. Aber auch in Österreich sowie in der Schweiz und bereits in anderen europäischen Ländern findet man immer mehr Toiletten, dieser Art.

MC und CU Patienten können eine Kopie ihres Schwerbehindertenausweises (ab 70 Prozent) oder einen Nachweis von ihrem Hausarzt an folgende Adresse senden:

Bundesarbeitsgemeinschaft der Clubs Behinderter und ihre Freunde e. V., und einen dieser Schlüssel bestellen.

Der sogenannte „Euro-Toilettenschlüssel" kostet 15 Euro. Legt man noch 5 Euro drauf, erhält man das Verzeichnis „Der

Locus“ dazu. Dieses Verzeichnis enthält über 6.700 Toilettenstandorte.

Der Vorteil dieser Toiletten: Man braucht meist nicht in langen Schlangen an der Autobahnraststätte stehen und vermeidet daher unangenehme Situationen, wenn es besonders schnell gehen muss. Außerdem werden diese Toiletten engmaschiger gereinigt. Sind also sauberer.

Stomaträger können leichter ihre Versorgung wechseln, da es eine Waschgelegenheit und Abstellmöglichkeiten für das Versorgungsmaterial gibt.

Ich möchte auf diesen Schlüssel nicht mehr verzichten.

Am frühen Nachmittag ging ich wieder auf unser Zimmer zurück. Die Toilettengänge wurden immer seltener und schließlich war mein Darm leer und sauber.

Brigitte lenkte mich weiterhin ab. Ich kam kaum zum Grübeln und meine Aufregung vor der bevorstehenden OP hielt sich in Grenzen.

Brigitte und ich schwatzen bis spät in die Nacht hinein. Auch ihr erzählte ich aus meinem Privatleben und auch sie riet mir, mich von Fred zu trennen.

Nun hatte ich schon vier wertvolle Freundschaften durch mein Cröhnchen geschlossen. Petra, Hans, meinen geliebten Uwe und Brigitte.

Fred rief mich unaufhörlich in der Klinik an.

Über Uwes Telefongespräch am Abend freute ich mich sehr. Obwohl er sehr besorgt war, verstand er es, mir Mut zuzusprechen.

Die OP war für 9Uhr angesetzt, doch es war der Teufel los. Ständig hörten wir die Sirenen von Krankenwagen. Vom Fenster unseres Zimmers konnten wir hinunter zur Notaufnahme schauen. Als Brigitte wieder einen Wagen mit Blaulicht sah, sagte sie ironisch:

„Frischfleisch Rosa, da drängelt sich schon wieder einer vor deinen OP-Termin.“

Später hörten wir von einem schweren Autobahnunglück. Mehrere Autos waren ineinander gekracht. Einige Menschen waren verletzt und mussten notoperiert werden. Das ging natürlich vor.

Für mich bedeutete es, noch länger warten zu müssen. Gegen Mittag wurde ich immer angespannter. Gedanken wie:

„Kann der Professor immer noch konzentriert operieren, wenn ich endlich an die Reihe komme?“, gingen mir durch den Kopf.

Er hatte mir erzählt, dass meine OP etwa zehn Stunden dauern würde. Konnte er tatsächlich so lange konzentriert arbeiten?

Gegen zwei Uhr wurde ich mit meinem Bett abgeholt. Schnell verabschiedete ich mich von Brigitte. Als ich aus dem Zimmer hinausgeschoben wurde, rief sie hinter mir her: „Wir sehen uns in Hersfeld wieder.“

Brigitte fuhr zwei Tage später direkt von Heidelberg in die Reha nach Bad Hersfeld.

Ich wurde mit meinem Bett durch lange Gänge geschoben. Über mir kalte Neonleuchten. Dann in einen Aufzug. Nochmals durch lange Flure.

Ich fühlte mich wie in einem Labyrinth, aus dem ich nie wieder hinausfinden würde.

Schließlich klingelte die Schwester an einer Tür, die Bullaugen wie eine Kajüte hatte.

Als die Tür sich öffnete, stand eine OP-Schwester in grüner Kleidung und Mundschutz vor meinem Bett. Wortlos zog sie das Bett hinter sich her. Als sich die Tür hinter mir, mit einem leisen Zischen schloss, hatte ich das Gefühl, von einem unbekannten Monster verschlungen zu werden.

Das Beruhigungsmittel, dass ich, kurz bevor ich abgeholt wurde, noch schnell einnehmen musste, begann zu wirken. Auf dem OP-Tisch nahm ich die grellen, noch kälteren Lampen über mir wahr.

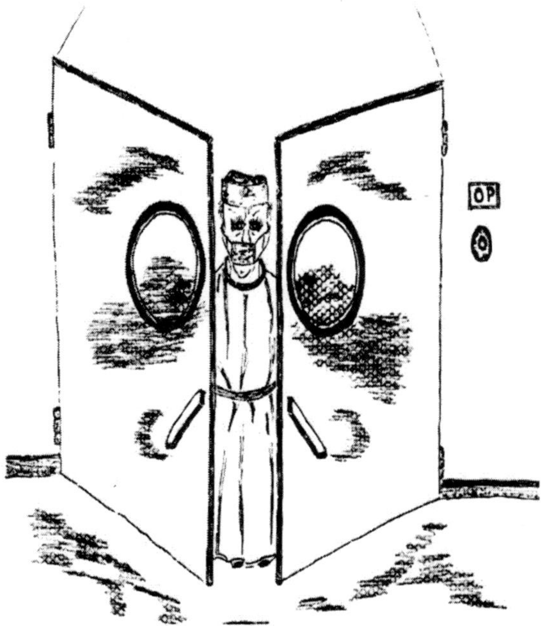

Zehn, neun, acht, sieben und … weg. Alles schwarz; Dunkel; nicht erinnerbar. Irgendwo, in den Tiefen des Unterbewusstseins vergraben …

Das Erste, an das ich mich erinnere, ist eisige Kälte. Mein ganzer Körper bibberte, als habe ich die letzten zehn Stunden in einem Eisfach verbracht.

Dann hörte ich ein Stöhnen. War ich das?

Vorsichtig öffnete ich die Augen. Neben mir eine Trennwand aus Stoff. Wieder ein qualvolles Stöhnen. Nein, ich war es nicht.

Hinter der Wand befand sich noch ein Patient, frisch operiert. Ein Opfer des Unfalls am Nachmittag.

Ich befand mich auf der Intensivstation. Eine Schwester schaute im Vorbeigehen zu mir hinüber.

„Verdammt, der Crohn ist schon wach“, hörte ich sie schimpfen.

Ich fror immer noch. Konnte nicht mehr schlafen. Als ich um eine warme Decke bitten wollte, merkte ich entsetzt, dass ich nicht sprechen konnte. Mein Herz klopfte laut. Was war passiert?

Mühsam hob ich meine Hand und fühlte an meinem Mund. Ein dicker Schlauch steckte darin. Ich wurde, durch den Tubus künstlich beatmet.

Zu fühlen, dass sich mein Brustkorb hob und senkte, ohne dass ich Einfluss darauf hatte, war schrecklich für mich.

Als die Schwester zu meinem Bett kam, um nach mir zu sehen, deutete ich mit dem Zeigefinger auf meinen Mund und sah sie fragend an. Sie verstand mich sofort und erklärte:

„Der Schlauch wird sobald wie möglich gezogen. Ich habe schon einen Arzt gerufen. Sobald er Zeit hat, kommt er zu ihnen. Sie sind etwas zu früh aus der Narkose erwacht. Normalerweise bekommen die Patienten nichts von dem Tubus mit und er ist schon gezogen, bevor der Patient wieder richtig wach ist.“

Etwas beruhigt von dieser Nachricht gab ich ihr zu verstehen, wie sehr ich fror. Kurz darauf kam sie mit einer Decke und einer Wärmflasche zurück.

Nur sehr langsam wurde mir warm. Der Tubus in meinem Hals ließ mich nicht einschlafen, obwohl eine bleierne Müdigkeit in mir war. Vom Gefühl her, verbrachte ich so etliche Stunden. Sicher war es nur ein Bruchteil dieser Zeit. Ich erinnere mich nicht mehr.

Als der Arzt den Tubus entfernte, war ich unglaublich dankbar. Ich krächzte ihm ein kaum Hörbares: „Danke“, zu und er verschwand schnell wieder hinter der Trennwand.

Endlich schlief ich tief und fest ein.

Als ich das nächste Mal wach wurde, stand eine Physiotherapeutin am Bettende. Sofort, nachdem ich sie und das bügeleisenartige Gerät in ihren Händen entdeckte, schloss ich die Augen.

Ich wusste von meiner letzten OP, dass jede Bewegung wehtun würde, gerade bei einem Bauchschnitt.

Musste ich mal unvermittelt husten, hatte ich das Gefühl zu zerreißen. Musste ich lachen, was es ähnlich. Am schlimmsten war das Niesen. Musste ich niesen, fuhr ein Messer mitten durch meinen Körper.

Auch die Übungen, die mir die Gymnastiktante zeigte, damit ich schnellstmöglich wieder auf die Beine kam, schmerzten anfangs sehr.

Das wollte ich dieses Mal etwas hinauszögern. Doch die Physiotherapeutin durchschaute mich sofort. Sie lachte und sagte:

„Wir wollen doch schnell wieder auf den Beinen sein, oder?“

Ich konterte: „Ich schon. Wann sind sie denn operiert worden?“

Worauf sie schelmisch antwortete: „Ein Scherzkeks, die Frau Cotilis. Patienten, die frech zu mir sind, nehme ich besonders hart ran“, fügte sie lachend hinzu. Wir verstanden uns auf Anhieb. Ausgiebig fuhr sie zunächst mit dem rubbelnden „Bügeleisen“ über meinen Brustkorb. Sarah erklärte mir, dass dies Gerät, den Schleim in meiner Brust lösen würde und ich daher besser abhusten könne. Ich empfand die Behandlung als sehr angenehm. Danach ließ sie mich Atemübungen machen. Dann kamen meine Arme dran. Später zog sie meine Bettdecke zur Seite und widmete sich meinen Beinen. Ich sollte die Füße kreisen lassen. Doch überrascht bemerkte ich, dass ich meinen rechten Fuß nicht bewegen konnte.

Als Sarah dies auch beobachtete, tastete sie mein komplettes Bein ab. Doch ich fühlte das nicht. Mein rechtes Bein war von oben bis unten taub und ich konnte es nicht bewegen.

Sarah beruhigte mich sofort und erklärte mir, dass diese Taubheit schon mal nach einer OP auftreten könne. Sie versicherte mir zuversichtlich, dass sich das sicher bald ändern würde.

Damit gab ich mich erst mal zufrieden. Zum Herumlaufen war es eh noch zu früh und daher verpasste ich nichts.

Kurz bevor Sarah zum nächsten Patienten musste, half sie mir, meine Beine aus dem Bett heraushängen zu lassen. Da ich nun aufrecht saß, schmerzte mein Bauchschnitt sehr und ich war froh, als ich mich wieder in mein Bett legen durfte.

Als Sarah ging, schlief ich erschöpft, aber zufrieden ein.

„Es geht aufwärts“, dachte ich.

Auf einer Intensivstation ist es meist noch hektischer als auf andern Stationen. Geräte, die unaufhörlich piepsen, ständige Neuzugänge, das Pflegepersonal huscht leise um die Patienten herum und ist man doch einmal tief eingeschlafen, kommt jemand und misst Blutdruck, wechselt eine Infusion oder Ähnliches. An Durchschlafen ist nicht zu denken.

In dieser Nacht tastete ich stets nach meinem Bein. Ich fühlte immer noch nichts. Mein Bein blieb taub. Immer wieder versuchte ich, meine Zehen zu bewegen, doch auch dies war nicht möglich. Langsam machte ich mir Sorgen.

Bei der nächsten Visite war der Professor dabei. Er erzählte seinen Studenten von meiner komplizierten, jedoch dank ihm gelungenen Operation.

Als ich ihn auf mein taubes, unbewegliches Bein aufmerksam machte, winkte er ab und gab mir zu verstehen, dass er dafür nicht verantwortlich sei.

Er glaubte, dass ich bei der langen OP nicht richtig gelagert gewesen wäre. Durch die vielen Stunden, die ich auf dem Tisch gelegen habe, seien sicher Nerven abgeklemmt gewesen, vermutete er. Die Symptome, von denen ich berichtete, kämen eben manchmal vor.

Eigentlich hatte er gar nicht zu mir gewandt gesprochen,

sondern seinen Studenten einen Vortrag gehalten. So schnell und unvermittelt, wie er mit seinen Studenten auftauchte, war der Spuk auch schon wieder vorbei.

Verwirrt blieb ich zurück.

Eine Krankenschwester, die auch bei der Visite anwesend war, machte sie an meiner Infusion zu schaffen. Ich sah sie an und sagte sarkastisch: „Operation gelungen, Patient tot."

Sie entgegnete mit ruhiger Stimme:

„Es wird schon wieder, Frau Cotilis."

Einige Tage später konnte ich wieder aufrecht sitzen, ohne das Gefühl zu haben, mit bleibt die Luft weg vor Schmerzen.

Mein Bein blieb taub und ich konnte es nicht bewegen. Sarah riet mir, fleißig zu trainieren. Sie gab mir einen Verband, den ich unter meinem Fuß legte, um dann an zwei Enden mit den Händen zu ziehen. Auf diese Weise konnte ich, im Bett liegend, mein Bein anziehen.

Doch diese Übung frustrierte mich. Auch wenn der Verband unter meinem Fuß wegrutsche und mein Fuß hart auf die eiserne Stange der Bettkante knallte, spürte ich nichts in meinem Bein. Allerdings schmerzte meine frische Wunde umso mehr.

Als Sarah beobachtete, wie traurig ich bei so einer Situation war, muntere sie mich auf und sagte:

„Rosa, du musst dir immer im Kopf vorstellen, wie sich dein Bein bewegt. Zuerst solltest du mit den Zehen anfangen. Konzentriere dich auf deine Zehen und stell dir vor, sie bewegen sich völlig normal. Du wirst sehen, du kriegst das hin, aber du musst es auch wollen."

Etwas motivierter trainierte ich auf diese Weise weiter.

Einige Tage später wurde ich auf die chirurgische Station verlegt. Dort war es etwas ruhiger als auf der Intensiven. Jeder Schlauch, der aus meinem Körper entfernt wurde, machte mich zuversichtlicher.

Doch mein Bein blieb unbeweglich.

Eines Morgens kam ein Neurologe zu mir und untersuchte

mein Bein. Er knetete daran herum, stach mit spitzen Gegenständen hinein und bog an meinen Zehen umher.

Ich fühlte nichts.

Zwischendurch zückte er immer wieder einen Block aus seiner Kitteltasche und schrieb irgendwas da hinein.

Er schüttelte mit dem Kopf, nickte manchmal, brummelte Unverständliches, doch als ich ihn fragte, was mit meinem Bein los sei, ~~ist~~, sagte er mir, er wüsste es noch nicht.

Toll! Diese Aussage war nicht gerade ermutigend.

Glücklicherweise lag ich nicht wieder auf dem Flur, sondern hatte ein Bett in einem Vierbettzimmer.

Da ich immer noch nicht laufen konnte, war dies sehr unangenehm für mich. Meinen ersten Stuhlgang hatte ich tatsächlich auf einem Stuhl, einem Toilettenstuhl. Für mich eine peinliche Situation.

Leider kommt auch bei mir kein Marzipan hinten raus und das biologische Endprodukt riecht nicht immer lecker.

Die Oma im Nachbarbett wäre vermutlich lieber erstickt als erfroren, denn nach meinen „großen Geschäften" meckerte sie herum, wenn jemand diskret das Fenster öffnete.

Ich wollte so schnell wie möglich in die Reha. Mein Bein verzögerte dies unweigerlich.

Eines Nachts, als ich durch das laute Schnarchen der Oma nicht schlafen konnte, trainierte ich mal wieder mein Bein. Noch ungläubig glaubte ich bemerkt zu haben, wie sich meine Zehen bewegten. Aufgeregt knipste ich das Licht über meinem Bett an, um zu überprüfen, ob ich mich vielleicht doch irrte.

Die Oma unterbrach kurz ihr Schnarchen, blinzelte mich an und knurrte: „Licht aus!"

Ich ignorierte sie und konzentrierte mich auf meine Zehen. Unzweifelhaft! Die Zehen bewegten sich. Die ganze Nacht trainierte ich im Dunklen weiter und gegen Morgen konnte ich den kompletten Fuß bewegen.

Als morgens die Schwestern ins Zimmer kamen, war ich

vollkommen aufgeregt und bat um ein paar Krücken. Ich war nun besessen davon, bald wieder normal laufen zu können.

Sie versprachen mir, sobald Sarah im Haus sei, ihr von meinem Plan zu erzählen.

Tatsächlich kam Sarah am Vormittag mit Krücken unterm Arm in mein Zimmer. Kurz darauf machte ich so meine ersten Schritte. Sarah schob das Gestänge, an dem immer noch Infusionen hingen, neben mir her. Ich schlurfte vorsichtig und mühsam über den Flur.

Ich nutzte gleich die Gelegenheit, um einen Besuch auf dem Örtchen zu machen. So konnte ich dem peinlichen Toilettenstuhl entgehen.

Völlig erschöpft, jedoch glücklich, kehrte ich in mein Bett zurück. Nach diesen Erfolgserlebnissen war ich sehr zuversichtlich, bald in die Reha fahren zu dürfen.

Bei der nächsten Visite berichtete ich dem Professor von meinen Fortschritten. Er hatte mir zuvor erzählt, dass er bald in Hersfeld einen Vortrag zu Morbus Crohn und Colitis Ulcerosa halten würde und ich sagte ihm, dass ich seinen Vortrag gern dort hören würde.

Er lachte nur und sagte: „So schnell geht das nicht. Bevor sie hier entlassen werden, müssen sie einigermaßen selbstständig laufen können, Frau Cotilis. Bis das soweit ist, ist der Vortrag schon gelaufen."

Schon als er das Zimmer verließ, nahm ich mir vor, noch verbissener zu trainieren. Ich dachte: „Euch werde ich es zeigen, Hoheit. Ich werde zu dem Vortrag anwesend sein!"

Bald war mein Bein wieder in Ordnung. Als ich keine Infusionen mehr brauchte und somit den lästigen Ständer los war, lief ich die Treppen rauf und runter, um meine Muskeln wieder aufzubauen.

Am 05.04.1990 wurde ich operiert und am 20.04.1990, mit einem Taxi in die Klinik nach Hersfeld gefahren.

Ich war überglücklich, diesen unglücklichen Marathon erfolgreich überstanden zu haben.

Zu meinem Bein las ich im Entlassungsbericht:

Leider kam es bei dem ausgedehnten Eingriff, der eine Lagerung auf dem Rektumtisch erforderlich machte, zur Ausbildung einer rechtsseitigen Peronäusteilläson. Das neurologische Defizit bildete sich sensibel, bis zum Entlassungstag komplett und motorisch, bis auf eine leichte Fußheberschwäche, befriedigend zurück. Die Prognose diesbezüglich ist als unbedenklich anzusehen. Wir bitten jedoch um eine weitere aktive krankengymnastische Betreuung.

Die „Fußheberschwäche" begleitete mich noch einige Monate. Manchmal stolperte ich über kleinste Hindernisse wie Teppiche oder Unebenheiten in Fußböden. Glücklicherweise ist letztlich nichts davon zurückgeblieben!

Mit dem eigentlichen OP-Bericht will ich nicht weiter langweilen.

Um es so kurz wie möglich zu machen: Ich wurde mit einem circa Fingerkuppen großem Wunddefekt mit guter Granulationstendenz entlassen.

Nur zwei Tage später hielt mein Professor den Vortrag. Ich war unter den Zuhörern und unglaublich stolz auf mich. Als sich unsere Blicke zufällig kreuzten, winkte ich ihm triumphierend zu. Die Überraschung in seinem Gesichtsausdruck war unübersehbar!

Danach folgte ein Vortrag eines Psychologen. Er referierte darüber, wie sehr die Seele mit all unseren Krankheiten zusammenhängt und diese beeinflusst. Im Negativen sowie im Positiven und vor allem den Darm.

Um dies etwas anschaulicher zu machen, meinte er, man müsse eigentlich alle Liebeslieder auf den Darm umschreiben. Der Darm reagiere wesentlich empfindsamer auf unsere Probleme als das Herz.

Spontan sang ich wohl etwas zu laut:

„Ich hab meinen Darm in Heidelberg verloren …!"

Worauf die übrigen Zuhörer mit einem lauten Lachen und Murmeln reagierten.

Der Psychologe sah zu mir hinüber, zeigte mit dem Finger auf mich und sagte lachend: „Ja, genau so in der Art habe ich es gemeint“.

Brigitte war auch noch in Hersfeld und so konnten wir unsere kurze Freundschaft vertiefen. Sie lernte in dieser Zeit Fred sowie auch Uwe kennen. Da ich ihr meine Probleme mit Fred schon in Heidelberg anvertraute, sah sie ihn mit anderen Augen. Sie beobachtete ihn genau und beschloss, ihn nicht zu mögen.

Uwe hingegen mochte sie sehr.

Erneut riet Brigitte mir eindringlich, mich von Fred zu trennen und einen fliegenden Wechsel zu Uwe zu machen.

Auch wenn Uwe zu Besuch und sie anwesend waren, nahm sie diesbezüglich kein Blatt vor dem Mund.

An einem Wochenende, an dem sich Uwe in einer Pension direkt neben der Klinik ein Zimmer nahm, um so viel Zeit wie möglich mit mir verbringen zu können, machte er mir einen Heiratsantrag.

Als ich das kleine gemütliche Zimmer betrat, kniete er mit einer langstieligen Rose in der Hand vor mir und flüsterte:

„Meine über alles geliebte Rosa. Ich liebe dich mehr als alles auf der Welt und möchte den Rest meines Lebens mit dir verbringen. Deswegen frage ich dich: Willst Du mich heiraten“?

Als ich ihn so vor mir knien sah, zerriss mein Herz. Schlagartig wurde mir klar, dass ich nicht in der Lage war, mich von Fred zu trennen. Mir fehlte der Mut dazu. Ich war zu feige. Glaubte, nicht ohne Fred zurechtzukommen. Fred hatte es geschafft, mir ein Gefühl von Nutzlosigkeit zu vermitteln. Ich glaubte, ohne ihn untergehen zu müssen. Ich war fest davon überzeugt, dass es keinen anderen Mann als Fred gab, der es mit mir aushalten könne. Mit Rosa, der chronisch kranken, unfähigen, wertlosen, unselbstständigen Frau, die es nicht wert war, geliebt zu werden.

Nachdem ich Uwes Antrag ablehnte, verbrachte ich das letzte Wochenende mit ihm. Obwohl wir beide traurig waren, wurde es noch einmal wunderschön. Ich verbrachte die Nacht mit ihm in der kleinen Pension. Die einzige gemeinsame Nacht.

Bevor er sich von mir verabschiedete, bat ich ihn, nicht mehr um mich zu werben. Er liebte mich so sehr, er hätte wohl alles für mich getan. Den Schmerz in seinen Augen, als er mich ein letztes Mal umarmte, werde ich niemals vergessen.

Wir versprachen uns, Freunde zu bleiben, doch wir riefen uns nur noch zu unseren Geburtstagen an. Als Uwe mir bei einem dieser Anrufe erzählte, er habe sich verliebt, fuhr ein Messer durch mein Herz. Ich wünschte ihm alles Glück dieser Welt und das wollte ich auch wirklich für ihn, denn ich liebte ihn immer noch.

Bei einem späteren Geburtstagsanruf erzählte Uwe mir glücklich, inzwischen Vater einer zauberhaften Tochter zu sein. Ich freute mich für ihn. Gönnte ihm herzlich sein Glück. Glaubte, ich hätte die richtige Entscheidung getroffen, als ich seinen Heiratsantrag ablehnte. Uwe hatte sein Glück gefunden.

In dieser Reha wurde mir zum ersten Mal geraten, in Zeitrente zu gehen. Für mindestens zwei Jahre. Ich war entsetzt. Wollte nicht aufs Abstellgleis. Ich war ja gerade erst 29 Jahre alt. Und dann die finanzielle Seite. Wenn ich nicht mehr arbeiten gehen würde, wäre ich noch abhängiger von Fred. Bisher war ich wenigstens finanziell unabhängig gewesen. Der Gedanke, um jeden Groschen, den ich für den Haushalt brauchte, bitten zu müssen, war mir unerträglich. Ich wusste, meine Rente würde nicht ausreichen, um meine laufenden Kosten zu decken.

Während der Reha bat ich bei jeder Visite darum, dass ich als gesund entlassen wurde. Doch der zuständige Arzt ließ sich nicht beirren.

Er versuchte mich zu trösten, indem er mir versicherte, dass er in meinen Entlassungsbericht vermerken wolle, dass eine Rente auf Zeit für mich gut wäre. Er gab mir zu verstehen, schon dies sei ein freundschaftliches Entgegenkommen, denn eigentlich würde er lieber eine Erwerbsunfähigkeitsrente befürworten.

Noch in der AHB bildete sich eine neue Fistel an meinem Po. Mein MC war also noch immer voll aktiv, obwohl ich gerade erst eine OP hinter mir hatte.

Die Fistel wurde 2x am Tag mit H202 gespült. Zwischendurch verschloss sie sich vollkommen.

Am 11.05.90 bekam ich 40° Fieber. Die verschlossene Fistel war stark gerötet. Jede Bewegung schmerzte. An normales Sitzen war nicht mehr zu denken. Wenn eine Fistel oberflächlich verschlossen ist, fühlt sich das an wie ein lästiger Pickel, der kurz vorm Aufplatzen ist, nur dass es eben kein kleiner Pickel ist. Bei meinen Fisteln entleerte sich nach dem Aufplatzen manchmal etwa eine Tasse voll dunkler, stinkender Eiter.

Mit dem Aufplatzen meiner Fistel sank auch mein Fieber. Am 12.05 hatte ich nur noch etwas erhöhte Temperatur.

Die anteriore Rektumresektion, die bei der OP durchgeführt wurde, verengte meinen Schließmuskel noch drastischer. Sobald sich etwas Stuhl oder Eiter vor dem Schließmuskel ansammelte, hatte ich den Drang, aufs Örtchen zu müssen.

Die Rektumstenose wurde während der AHB bougiert. Eine äußerst schmerzhafte Angelegenheit, die ich nur mit hoch dosierten Schmerz- und Schlafmitteln ertrug.

Nachdem der Schließmuskel aufgedehnt war, ging es mir etwas besser.

Am 31.05.1990 wurde ich aus der Klinik entlassen.

Der letzte Satz in meinem Entlassungsbericht für die Bundesversicherungsanstalt für Angestellte:

Aufgrund des komplikationsträchtigen und langwierigen Verlaufes schlagen wir eine Wiederholungsheilbehandlung vor.

Kein Wort von Rente.

Ich fuhr mit dem Wissen, bald wieder in die Klinik zu müssen, nach Hause zu Fred.

Fred hatte mich, wie immer, häufig in der Klinik besucht.

Als ich ihm erzählte, ich sei als arbeitsunfähig entlassen worden, glaubte ich ein Leuchten in seinen Augen zu sehen.

Freute er sich wirklich?

Ich war nun gezwungen, zu Hause zu bleiben. Musste nun Hausfrau sein, glaubte ich. Immer für Fred da. Immer greifbar für ihn. Vollkommen unter Kontrolle.

War es das, was er wollte?

Eine kranke Frau, die anhängig von ihm war? Und Fred der edle Ritter, der mich ertrug? Ich wusste es nicht, schwankte hin und her.

Liebte er mich wirklich abgöttisch oder genoss er die Macht, die er nun über mich hatte?

Nur eins wusste ich: Ich liebte Uwe. Sehnte mich nach ihm. Schaffte es nicht, ihn aus meinen Gedanken zu verbannen. Meine verletzte Seele verkroch sich im hintersten Winkel meines Darms und versuchte sich zu wehren.

In der folgenden Zeit fuhr ich alle 4 bis 6 Wochen in die Klinik, um mein Rektum aufdehnen zu lassen. Ich freute mich auf diese schmerzhafte Prozedur, denn so konnte ich vor Fred und meinem Leben für ein paar Tage fliehen. Die Klinik wurde ein noch größerer Rettungsanker für mich.

Bei der Bougierung waren immer zwei Ärzte zugegen. Einer, der die Bougierung durchführte und ein Anderer, der meine Atmung, den Kreislauf und so weiter kontrollierte. Beide waren Gastroenterologen, doch einer von beiden kam ursprünglich aus der Anästhesie.

Mein Körper verlangte nach immer höheren Dosierungen von Schlaf- und Schmerzmitteln, um mich während der Behandlung ruhig zu halten.

Mit dem ehemaligen Anästhesiearzt hatte ich mich inzwischen angefreundet. Ich erzählte ihm auch private Dinge. Sein

Heimatort war nicht weit entfernt von meinem und wir trafen uns gelegentlich, wenn er seine Familie besuchte, auf einen Kaffee.

Die Vorstellung, dass er mir mit seinem Finger in meinem Po herumwerkelte, war mir äußerst unangenehm und peinlich.

Daher bat ich ihn eindringlich, nie die Bougierung bei mir vorzunehmen. Er war ein sehr einfühlsamer Mensch und akzeptierte sofort meinen Wunsch.

Als ich mal wieder auf dem Untersuchungstisch lag, und die Behandlung in vollem Gange war, sagte ich unter Schmerzen, doch völlig beduselt, zu ihm: „Nimm bitte Deinen dicken Finger aus meinem Hintern“!

Er muss hinter mir gestanden haben, denn ich konnte ihn nicht sehen. Dann kam er um den Untersuchungstisch herum, hob alle zehn Finger vor meine Augen und antwortete: „Sieh her, ich bin`s nicht. Ich hab` dir doch versprochen, dass ich die Bougierung nicht durchführe“!

Glücklicherweise kann ich mich an diese peinliche Situation nicht erinnern. Sie muss in meinem Unterbewusstsein vergraben sein.

Ist ja auch Sinn der Sache bei solchen Behandlungen.

Nun ja, die behandelnden Ärzte und Schwestern fanden die Situation lustig und amüsierten sich köstlich.

Als ich am nächsten Tag zu ihnen ging, um mich zu verabschieden, grinsten mich alle an. Als eine Schwester es sich nicht verkneifen konnte, vor meinen Augen mit allen zehn Fingern herumzufuchteln, war ich sehr verwundert. Irritiert fragte ich sie, was denn diese Geste zu bedeuten habe.

Als sie mir lachend erzählte, was ich während der Behandlung gesagt hatte, wäre ich am liebsten im Erdboden versunken vor Scham. Doch ich konnte mich auch nicht der Komik der Situation entziehen und schnell selber darüber lachen.

Ich glaube, fast jeder, den über Jahre eine chronische Krankheit begleitet, entwickelt so eine Art Galgenhumor. Nimmt sich selbst auf die Schippe. Umso die Krankheit besser annehmen zu können.

Ich fühlte mich wieder einigermaßen gesund, doch mein Arzt weigerte sich konstant, mich arbeiten gehen zu lassen. Er schrieb mich weiterhin krank.

Allerdings konnte ich meinen Chef überreden. Ich durfte mit Krankenschein arbeiten. Nur ein paar Stunden in der Woche, doch damit war ich erst mal zufrieden.

So entfloh ich den Klauen von Fred. Außerdem kam ich mir nicht ganz so nutzlos vor. Der Minijob tat mir gut.

Darüber hinaus half ich wieder im elterlichen Betrieb. Dies war ein besonders stachliger Dorn in Freds Auge.

Die Streitgespräche prallten immer mehr von mir ab. Meist saß ich schweigend da und ließ alles über mich ergehen.

Mein Leben plätscherte freudlos an mir vorüber.

Das Einzige, was mir in dieser Zeit Spaß machte, war meine Malerei. Ich setzte es durch, mir ein eigenes Zimmer einzurichten. Eigentlich hatten wir diesen Raum als Kinderzimmer vorgesehen, doch da zu dieser Zeit, durch meine Medikation ein Kinderwunsch ausgeschlossen war, hatte Fred keine Argumente, mir meinen Wunsch abzuschlagen. Das Zimmer stand sowieso leer. Außerdem gab es noch einen Raum, den man als Kinderzimmer nutzen konnte.

Also besorgte ich mir einen alten Schreibtisch, stellte eine Staffelei auf und dazu noch ein altes Bett, was meine Eltern mir schenkten.

Dies war nun mein Reich. In diesem Raum konnte ich für ein paar Stunden der Realität entfliehen. Hier malte ich meine Träume. Konnte abschalten. Meinen maroden Bauch, unseren Beziehungskrieg sowie mein trostloses Leben ausblenden.

Doch sobald ich die Schritte von Fred im Hausflur hörte, holte mich die Realität ein und ich kehrte prompt dahin zurück.

Die Abstände zu den Bougierungen wurden immer kürzer,

mein Rektum enger und narbiger. Ich ging bis zu 50 Mal am Tag zur Toilette. Wenn ich mich aus dem Haus wagte, aß und trank ich nichts.

Von 1990 bis 1993 hielt ich mich mehrmals einige Wochen in Bad Hersfeld in der Klinik auf. Während der Aufenthalte wurde mein Rektum immer wieder aufgedehnt. Um die anale Fingerbougierung einigermaßen tolerieren zu können, bekam ich weiterhin hoch dosiert eine Rohypnol-Dolatinanalgesie.

Nach den Bougierungen ging es mir nur noch kurze Zeit besser.

Um mein Gewicht so um die 50 Kg zu halten, trank ich zu meiner ballaststoffarmen Kost Astronautenkost.

Ständig hatte ich Vitaminmängel, die ausgeglichen werden mussten. Mein Ferritinspiegel war dauerhaft erniedrigt, was sich durch aufgerissene Mundwinkel und ständige Müdigkeit zeigte.

Cortison unter 20 mg brauchte ich gar nicht versuchen.

Um die Knochen nicht allzu sehr in Mitleidenschaft zu ziehen, nahm ich weiterhin Kalzium. Dazu Vitamin D2, da das Kalzium in Kombination mit D2 vom Körper besser aufgenommen wird.

Trotz dieser vorbeugenden Maßnahmen rutschte meine Knochendichte in den grenzwertigen Bereich.

Meine Augen wurden lichtempfindlich und durch das ständig hoch dosierte Cortison nahm, musste ich alle sechs Wochen zum Augenarzt, um meinen Augeninnendruck messen zu lassen.

Auch der Augeninnendruck war zeitweise grenzwertig.

Zwischendurch bekam immer wieder Clont®.

Ohne Quantalan® ging gar nichts mehr. Mein Stuhl wurde dünn wie Wasser, wenn ich vergaß, das Mittel einzunehmen. Auch die Entzündungsparameter im Blut waren nie normal. Oft hatte ich erhöhte Temperatur, manchmal Fieber.

Zu meiner Fistel am Schließmuskel gesellten sich zwei

Neue. Alle Fisteln hatten Verbindung zum Darm. Ständig entwichen Luft und Kot darüber. Mehrmals am Tag machte ich Kamillensitzbäder.

Mit einer Knopfsonde spülte ich die Fisteln mit Wasserstoffperoxid. Dies war eine äußerst komplizierte Angelegenheit, da die Fisteln so ungünstig lagen, dass ich sie nur mit einem Handspiegel sehen konnte. Ich verschwand für diese Prozedur oft für eine Stunde im Bad.

Die Ärzte rieten mir dringlich zu einem künstlichen Darmausgang, doch ich lehnte strikt ab.

Immer wieder versuchten sie, mich davon zu überzeugen, dass ein Stoma meine Lebensqualität deutlich erhöhen würde.

In der Klinik hatte ich schon viele Stomaträger kennengelernt. Die Patienten mit Colitis Ulcerosa waren meist erleichtert und viele erzählten mir, dass sie nach den vielen Jahren der belastenden Krankheit endlich wieder ins Leben zurückgekommen seien. Dass sie endlich beschwerdefrei waren.

Einige CU Patienten berichten mir, sie fühlen sich unterm Strich wieder vollkommen gesund. Das Stoma können sie daher sehr gut tolerieren.

Eine CU-Patientin, die es eigentlich wirklich gut mit mir meinte, sprach mich immer wieder auf das für mich unangenehme Thema an. Sobald sie mich auf den Fluren der Klinik entdeckte, kam sie auf mich zugelaufen, um mit mir zu diskutieren. Ich versuchte, ihr aus dem Weg zu gehen.

Ich war zur Bougierung in der Klinik, und als ich im Warteraum saß, um auf meinen bevorstehenden Termin zu warten, entdeckte sie mich und setzte sich zu mir.

Erneut erzählte sie mir von den vielen Vorteilen, die ich nach ihrer Meinung durch die Anlage eines Anus praeters haben würde.

Ich war vollkommen genervt von ihren Überzeugungsversuchen. Am liebsten wäre ich davongelaufen.

Während sie immer enthusiastischer von den Vorteilen, die

ein AP ihrer Meinung mit sich brachte, erzählte, wurde ich immer wütender.

Schließlich sagte ich genervt: „Ich glaube dir, dass Du dich mit Deiner Tüte am Bauch wohlfühlst. Vielleicht würde ich mich auch damit abfinden können, wenn ich wie du CU hätte, doch ich habe leider MC. Morbus Crohn kann man nun mal von A bis Z haben."

„Wie meinst du das denn, von A bis Z?" unterbrach sie mich irritiert. „Von Arsch bis Zunge", antwortete ich gereizt.

Ich erklärte ihr aufgebracht, dass sie ja nun, da der Dickdarm bei ihr entfernt wäre, gesund wäre, da sich Colitis Ulcerosa „nur" im Dickdarm abspielt.

Ich möchte Colitis Ulcerosa nicht als die einfachere, komplikationslosere Krankheit abstempeln. So sehe ich es auf gar keinen Fall. Beide Krankheiten haben ihre Tücken!

Allerdings: Entschließt man sich letztlich jedoch, eine Stomaanlage machen zu lassen, hat man bei CU eindeutig bessere Karten, gesund zu bleiben. Der kranke Dickdarm ist raus und daher können viele Betroffene einen AP sehr gut tolerieren.

Bei der Anlage eines Pouches sieht dies jedoch etwas anders aus. Auch hier kann es zu Komplikationen kommen. Der Pouch kann sich beispielsweise entzünden. Kann, nicht muss!!

Leider hat man nicht immer eine Wahl und wird nach einer OP unweigerlich mit einem Stoma konfrontiert, da es keine andere Möglichkeit mehr gibt.

Morbus Crohn hingegen kann im kompletten Verdauungstrakt auftreten. Angefangen von der Mundhöhle bis hinunter zum Schließmuskel.

Auch hier: Kann, nicht muss!

In der heutigen Zeit arbeiten glücklicherweise Chirurgen und Gastroenterologen eng zusammen, um so unnötige Operationen zu vermeiden.

Abends, als die Nachwirkungen der Medis nachgelassen hatten, entdeckte ich Helga, die Patientin die ich im Wartezimmer ziemlich hart angegangen hatte, im Aufenthaltsraum.

Ich hatte ihr gegenüber ein sehr schlechtes Gewissen und bat sie um ein Gespräch. Am Nachmittag dachte ich noch einmal über unser Streitgespräch nach. Ich wusste, dass sie es nur gut mit mir gemeint hatte und das sagte ich ihr nun. Ich erzählte Helga von meiner Angst, dass mein Cröhnchen auch mit einem Stoma aktiv bleiben könne.

Mir war bekannt, dass es viele MC Patienten gab, die etliche Jahre nach einer OP beschwerdefrei waren, aber leider hatte ich auch schon einige Betroffene kennengelernt, die schon kurz nach der OP erneut in einen Schub gekommen waren.

Eine Garantie, lange schubfrei zu bleiben, gibt es da leider nicht!

Ich kenne viele Betroffene, die einmal im Leben einen Schub hatten und danach nie wieder.

Andere haben dauernd Schübe, kommen von einem in den Nächsten und werden x-mal operiert.

Wieder andere haben einen Schub, sind dann viele Jahre beschwerdefrei und aus dem Nichts kommt unerwartet ein neuer Schub.

Ich glaube, gerade die unterschiedlichen Verläufe der Krankheit machen es so schwierig, Morbus Crohn zu behandeln oder gar ein Heilmittel zu finden.

Bevor ich am nächsten Tag entlassen wurde, tauschten Helga und ich unsere Adressen. Auch sie gehörte nun zu meinen Freunden.

Durch meine Erkrankung hatte ich nun Petra, Hans, Brigitte und Helga. Freunde, die mit mir durch dick und dünn gingen.

Am 10.11.1992 kam es zu einem erneuten Klinikaufenthalt. Dieses Mal sollte nicht nur eine Fingerbougierung durchgeführt werden.

Da es mir kontinuierlich schlechter ging, musste ich mich mal wieder gründlicher untersuchen lassen. Ich war nicht überrascht, als erneut ein Kombulerattumor diagnostiziert wurde. Inzwischen kannte ich meinen Körper. Konnte die Symptome zuordnen. Schon lange ahnte ich, dass sich wieder über längere Strecken Stenosen in meinem Darm befanden. Sobald ich Nahrung zu mir nahm, bekam ich Schmerzen. Ein Doktor glaubte, eine Fistel zur Blase bei der Ultraschalluntersuchung zu erkennen, doch die konnte bei der Blasenspiegelung nicht nachgewiesen werden.

Zum wiederholten Male und noch eindringlicher wurde mir zu einer OP und Stomaanlage geraten.

Dieses Mal setzte ich mich näher damit auseinander.

Meine Lebensqualität auf dem Nullpunkt.

50 Mal zum Örtchen zu müssen war sehr anstrengend. Dazu ständige Bauchschmerzen. Die Fisteln waren oft entzündet und ich konnte kaum noch sitzen. Mein Gewicht reduzierte sich auf 40 kg. Mein Schmerzmittelkonsum war bedenklich hoch.

Bei diesem Klinikaufenthalt lernte ich Ulrich kennen. Er war auch ein Cröhnchen und hatte seit einigen Jahren ein Stoma. Ich fragte ihn Löcher in den Bauch. Wollte alles über sein Stoma wissen.

Ulrich kam sehr gut mit seinem AP zu Recht. Er erzählte mir, dass er zwar seit der OP nicht schubfrei wäre, aber dass es ihm seitdem viel besser gehe. Schon allein die Tatsache, nicht mehr, wenn er unterwegs war, ständig auf der Suche nach einer Toilette sein zu müssen, war für ihn ein großes Stück mehr Lebensqualität.

Ein Argument, dem ich mich nicht entziehen konnte. Ich ging nur noch sehr ungern vor die Tür. Und wenn, nur dorthin, wo ich mich auskannte. Dort, wo ich wusste, wo sich eine Toilette befand, die ich schnell aufsuchen konnte. Auf öffentliche Veranstaltungen ging ich überhaupt nicht mehr.

Ulrich erzählte mir von einem Chirurgen aus Leverkusen, seiner Heimatstadt. Dieser Chirurg betreute ihn schon seit vielen Jahren, und Ulrich pries ihn als wahren Künstler und wunderbaren Menschen an.

Eines Nachmittags bat ich ihn zögernd darum, mir sein „Kunstwerk" zu zeigen. Er hatte überhaupt kein Problem damit und stimmte sofort zu, dass ich ihm bei dem nächsten Plattenwechsel zusehen durfte.

Ich gebe zu, mir war etwas mulmig, als ich schließlich auf sein Zimmer ging, um mir Ulrichs Stoma anzusehen. Ich hatte Angst, dass mich der Anblick ekelte und ich meinen Ekel nicht vor ihm verbergen konnte.

Doch Ulrich ging so selbstverständlich bei dem Plattenwechsel vor, dass ich überhaupt keinen Ekel empfand. Jeder Handgriff, den er machte, war sicher. Als er vorsichtig die Platte von der Haut löste, war ich einen kurzen Augenblick erschrocken.

Ulrich hatte sich für ein prominentes Stoma entschieden.

Bei solch einer Stomananlage schaut ein Stück Darm aus dem Bauch heraus. Zuvor hatte ich schon Bilder von Stomata gesehen, aber da war einfach nur ein Loch im Bauch zu sehen gewesen. Nun ein Stück leuchtend roten Darm zu sehen, damit hatte ich nicht gerechnet.

Scheinbar bemerkte Ulrich meinen etwas erschrockenen Blick, denn er erklärte mir sofort ruhig und sachlich, warum er sich für ein prominentes Stoma entschieden habe.

Wir standen in dem engen Bad seines Zimmers vor dem Spülstein und er deutete auf den Wasserhahn und fragte:

„Wenn du den Wasserhahn abschrauben würdest und das Wasser läuft weiter, was würde dann passieren?" „Das Wasser würde an der Wand runter laufen", antwortete ich spontan und wusste sofort, worauf er hinauswollte.

Da der Darm bei einem prominenten Stoma etwas aus dem Bauch herausschaut, läuft der Stuhl so besser in den Beutel. Die Basisplatte bleibt so länger dicht. Dies begriff ich sofort.

Ulrich argumentierte weiter, dass ja die wenigsten seinen AP ohne Platte sehen würden und daher durch den hervorstehenden Darm nicht abgestoßen werden könnten.

Als ich ihn fragte, ob so eine Stomaanlage nicht sichtbarer unter der Kleidung sei, da sie mehr aufträgt, lachte er, konnte meine Bedenken aber sofort verstehen. Er erzählte mir, dass viele Frauen diese Bedenken haben und sich daher für die andere Variante entscheiden. Er erklärte aber sehr überzeugend, dass dies nicht der Fall sei. Wenn der Beutel voll wäre, erklärte er, würde er so oder so etwas „auftragen“, was man allerdings durch legere Kleidung sehr gut verstecken könne.

Tatsächlich hatte ich, als ich noch nicht wusste, dass Ulrich einen AP hat, nichts davon bemerkt.

Als ich ihn danach fragte, ob ihn die spontanen Luftabgänge, die man bei einem Stoma ja nicht kontrollieren kann, unangenehm seien, lachte er wieder und sagte:

„Musst du etwa nie, ohne dass du es verhindern kannst, pupsen?“

„Äh, doch“, stotterte ich.

„Ach was?“ spötteltet er, „aber ich habe einen Katalysator eingebaut. Meine Pupse sind geruchsfrei!“ „Ach was?“ erwiderte ich überrascht.

Ulrich erklärte mir, dass in den Beuteln Kohlefilter eingebaut wären und so die unangenehmen Gerüche gefiltert werden. Meine Bedenken, als „Stinker“ herumzulaufen, wurden somit zunächst zerstreut.

Nachdem mir Ulrich noch viele unzählige Fragen beantwortete, wurde ich etwas zugänglicher zu dem Thema Anus praeter.

Der Gedanke, in Zukunft einen Beutel an meinem Bauch zu haben, war nicht mehr ganz so abwegig für mich.

Doch den Ärzten gegenüber blieb ich stur. Sobald sie zu diesem Thema etwas sagten, reagierte ich ablehnend. Alle noch so gut gemeinten Argumente prallten an mir ab.

Doch zumindest war mir klar geworden, dass ich auch mit einem Beutel am Bauch weiterleben konnte.

Doch wollte ich das?

Ulrich, Marion, auch eine MC-Patientin, die zu einer Kur in der Klinik war, und ich unternahmen einiges zusammen. Da wir alle um die Probleme des anderen wussten, waren wir im Umgang miteinander, vollkommen unbefangen.

Ich traute mich seit langer Zeit, wieder für einige Stunden aus dem Haus.

Nachmittags, wenn wir keine Anwendungen hatten, trafen wir uns und fuhren mit meinem kleinen Auto durch die Gegend. Wir fuhren nach Eisenach, um uns die Wartburg anzusehen. Oder nach Fulda, wo wir uns den Dom ansahen. Auch durch die zauberhafte Altstadt von Alsfeld schlenderten wir gemeinsam.

Schon immer fallen mir, ohne dass ich darauf achte, Kennzeichen von Autos auf, die in irgendeiner Form ein Wort bilden. Kommt mir beispielsweise ein Auto mit dem Kennzeichen HEF-T 007 entgegen, bemerke ich das sofort. Normalerweise registriere ich dies kurz, mache mir aber weiter keine Gedanken darüber.

Bei den gemeinsamen Ausflügen mit Marion und Ulrich war mir schon des Öfteren das Kennzeichen E-CK 000 aufgefallen. Zunächst dachte ich nicht weiter darüber nach.

Doch wo immer wir hinfuhren, sah ich dieses Nummernschild hinter uns auftauchen.

Eine Mitpatientin hatte uns beim Frühstück von einem Ausflugslokal, das mitten in der Natur gelegen sein sollte, vorgeschwärmt. Dort wollten wir an einem schönen sonnigen Nachmittag Kaffee trinken.

Gut gelaunt suchten wir dieses Café.

Im Rückspiegel entdeckte ich zum wiederholten Male das Auto mit dem Kennzeichen, das das Wort „Eck“ beinhaltete.

Dieses Mal sagte ich den Beiden, dass mir dieses Auto schon des Öfteren aufgefallen war.

Wir spekulierten wild drauf los, was es wohl zu bedeutete, dass dieses Auto uns ständig folgte. Schließlich kamen wir überein, dass es sich um einen Patienten aus der Klinik handeln musste. Wir glaubten es wäre jemand, der noch keinen Anschluss fand und sich so seine Langeweile vertrieb.

Immer noch suchten wir das uns angepriesene Ausflugslokal. Auch als wir einen schmalen Feldweg hinauffuhren, folgte uns das Auto.

Oben angekommen standen wir tatsächlich vor dem Café, einem wunderschönen alten Bauernhof, der zu einer Gaststätte umgebaut worden war.

Wir fuhren auf den angrenzenden Parkplatz, und nachdem wir aus dem Auto ausgestiegen waren, genossen wir zunächst die atemberaubende Aussicht, die wir dort oben hatten.

Das Auto, das und gefolgt war, stand etwas abseits, am Rande des Feldweges.

Entschlossen ging ich nun darauf zu, um dem Fahrer des Autos anzubieten, mit uns zusammen Kaffee zu trinken.

Ich klopfte an die Scheibe und der Fahrer kurbelte sie langsam herunter. Überrascht entdeckte ich eine Kamera mir einem riesengroßen Objektiv auf dem Beifahrersitz. Auch das überdimensionale Fernglas, das daneben lag, fiel mir sofort auf. Zusätzlich bemerkte ich ein in der Mittelkonsole eingebautes Autotelefon.

Abstruse Gedanken wirbelten durch meinen Kopf:

Verfolgte uns ein Spanner?

Wollte der Typ uns ausrauben?

Oder etwa mein Auto klauen?

Ein Detektiv, schoss es mir durch den Kopf!

War es etwa ein Detektiv, der Marion oder Ulrich beschattete?

Völlig überrascht und spontan rief ich den Beiden zu: „Kann es sein, dass jemand einen Detektiv auf euch angesetzt hat?“

Ich sah, wie die Scheibe des Autos hektisch wieder hinaufgekurbelt wurde, und der Fahrer ließ das Auto an. Gerade noch so konnte ich zur Seite springen, sonst wäre mir der

Unbekannte doch tatsächlich über die Füße gefahren!

Marion, Ulrich und ich glotzten fassungslos hinter dem Staub aufwirbelnden Auto her. Ulrich, dem ich von meinem Problemen mit Fred erzählte, sagte trocken: „Den hat wahrscheinlich dein bekloppter Fred auf dich angesetzt“.

Als er das sagte, war ich noch verwirrter und wurde kreidebleich.

Konnte es wirklich sein, dass Fred einen Detektiv auf mich angesetzt hatte?

Zutrauen tat ich es ihm.

Marion schlug vor, erst einmal in das Lokal zu gehen, um dort die kuriose Situation zu überdenken.

Während wir unseren Kaffee tranken, diskutierten wir lange über den Vorfall.

Marion sowie auch Ulrich schlossen es aus, dass es irgendjemanden geben könne, der einen Detektiv hinter ihnen herschickte.

Marion war gerade Single und sie erzählte, dass es unter ihren Exfreunden niemanden gäbe, dem sie so etwas Abstruses zutrauen würde.

In Ulrichs Ehe kriselte es zwar etwas, doch er meinte, seine Frau sei viel zu fantasielos, um auf die Idee zu kommen, jemanden auf ihn anzusetzen. Außerdem sei sie in keinster Weise eifersüchtig.

Folglich konnte nur Fred hinter dieser Aktion stecken.

Ich war völlig außer mir. Sicher, ich hatte Fred mit Uwe betrogen, doch ich gab meine Affäre Fred gegenüber nie zu.

Außer Uwe gab es, seit ich mit Fred zusammen war, niemals einen anderen Mann für mich. Ich gehörte nicht zu den Frauen, die mal eben so mit einem anderen Mann ins Bett stiegen.

In Uwe hatte ich mich hoffnungslos verliebt, doch ich entschied mich letztlich gegen mein Herz und für Fred. Die Zeit mit Uwe war zwar unglaublich schön und unvergessen, doch seither war mein Herz zerbrochen. Ich litt immer noch darunter, mit Uwe gebrochen zu haben.

Einfach so wieder eine neue Affäre anzufangen, darüber hatte ich noch nicht einmal nachgedacht. Ich hielt weiterhin an der Beziehung mit Fred fest.

Dass ich nun feststellen musste, wie wenig Fred mir vertraute, verletzte mich zutiefst. Dass er zu solch perfiden Mitteln griff, ließ mich erschaudern.

Marion, Ulrich und ich diskutierten, wie ich nun weiter vorgehen sollte. Fred direkt darauf anzusprechen, ob er eine Detektei beauftragte, mich auszuspionieren, schloss ich aus. Ich kannte ihn gut genug, um zu wissen, dass er dies leugnen würde.

Wir kamen zu dem Schluss, während unseres Klinikaufenthalts zu beobachten, ob wir den Detektiv noch einmal entdeckten.

Während der übrigen Zeit bemerkten wir nichts Ungewöhnliches mehr und ich dachte letztlich, dass es wohl doch irgendein Spinner gewesen sei, der uns verfolgt hatte.

Doch so ganz kriegte ich den Vorfall nicht mehr aus dem Kopf.

Am 03.11.1992 wurde ich aus der Klinik entlassen.

Am Tag zuvor gönnten Marion, Ulrich und ich uns ein leckeres Essen, in einem der angesagten Restaurants in Bad Hersfeld.

Wir nahmen uns vor, in Kontakt zu bleiben und tauschten unsere Adressen aus.

Wieder hatte ich durch mein Cröhnchen zwei neue Freunde gefunden. Abgesehen davon, dass wir alle drei während des Klinikaufenthalts einen Schub hatten, verbrachten wir eine sehr schöne Zeit zusammen. Ich hatte schon sehr lange nicht mehr so viel unternommen. Die Tatsache, dass wir alle mit ähnlichen Problemen zu kämpfen hatten, schweißte uns schnell zusammen.

Mir tat es gut, mich nicht ständig erklären zu müssen. Wenn

ich unterwegs panisch ein Örtchen suchte, brauchte ich keine Angst zu haben, dass einer der Beiden genervt mit den Augen rollte. Oder wenn ich kurzfristig absagte, weil ich mich nicht wohlfühlte, nahm es mir niemand krumm.

Marion lieh sich des Öfteren mein Auto, um im Städtchen Besorgungen zu machen. Ulrich und ich, gingen oft in den nahe gelegenen Kurpark, drehten eine kleine Runde oder fütterten die Schwäne. Kam die Novembersonne heraus, setzten wir uns dick eingemummelt auf eine Bank und erzählten uns, was uns gerade bewegte.

Ulrich hatte zwei Kinder. Ein Mädel und einen Buben. Der Bub litt unter Neurodermitis. Eine Hautkrankheit, die man öfter in Familien von MC und CU Patienten findet.

Der kleine Kerl reagierte auf unglaublich Vieles allergisch und es war daher nicht so einfach, ihm eine abwechslungsreiche Nahrung zu bieten.

Ulrich erzählte mir, dass seine Frau und er im Laufe der Zeit vieles ausprobiert hätten, um dem kleinen Kerl das Leben zu erleichtern.

Da die Schwester des Kleinen vollkommen gesund war, war dies oft ein schwieriges Unterfangen. Schnell griff der Dreijährige in einem unbeobachteten Moment zu den Süßigkeiten oder dem Bratwürstchen seiner großen Schwester, um danach sofort mit Asthma oder offenen, blutunterlaufenen Hautstellen zu reagieren.

Ulrich fühlte sich schuldig, für die Krankheit seines Sohnes verantwortlich zu sein. Ich konnte dies sehr gut verstehen. Der Gedanke, MC oder eine andere Autoimmunerkrankung an meine Kinder weiterzugeben, erschreckte auch mich.

Auch Ulrich wurde zu einer Erwerbsunfähigkeitsrente geraten. Finanziell war er durch Zusatzversicherungen, recht gut abgesichert und konnte seine Familie weiterhin ernähren.

Doch er machte sich darüber Gedanken, wie das Zusammenleben mit seiner Frau sich entwickeln würde, wenn er von morgens bis abends zuhause sein würde.

Er erzählte mir, dass es deswegen gerade in seiner Ehe kriselte. Seine Frau käme zwar sehr gut mit seinem MC und dem Stoma zu Recht, doch die Beziehung sei etwas abgekühlt.

Vor allem, nachdem die Neurodermitis seines Sohnes diagnostiziert wurde. Einerseits freute er sich darüber, wie engagiert seine Frau sich darum kümmerte, dass der kleine Kerl ein weitgehend normales Leben haben konnte. Andererseits fühlte er sich als Mann zurückgesetzt. Ulrich fehlte die Zweisamkeit mit seiner Frau.

Allerdings war er ein ausgezeichneter Vater und kümmerte sich rührend um das Wohl seiner Kinder.

Wir diskutierten oft, bis spät in die Nacht hinein über unsere sehr unterschiedlichen Beziehungsprobleme und dies tat uns beiden gut.

Als ich mich von Marion und Ulrich verabschiedete, war ich sehr traurig. Andererseits freute ich mich, wieder zwei Menschen gefunden zu haben, mit denen ich mich über alles unterhalten konnte und die mich so nahmen, wie ich war.

Durch meinen Morbus Crohn hatte ich nun Petra, Hans, Brigitte, Marion und Ulrich als Freunde gefunden. Zudem auch Uwe, der immer noch in meinem Herzen war.

In meinem Entlassungsbericht, zwischen all den anderen Befunden, handschriftlich eingefügt, las ich: Blasenfistel?

Zuhause angekommen verfiel ich schnell wieder in meinem Alltagstrott. Die Streitereien mit Fred gingen sofort fließend weiter.

Zudem nagte die Ungewissheit, ob Fred vielleicht doch einen Detektiv auf mich angesetzt hatte, in mir.

Als wir wieder einmal fürchterlich stritten, sprach ich ihn unverblümt darauf an. Fred stritt vehement alles ab. Ich konnte ihm nicht glauben und wurde noch misstrauischer.

Der Gedanke, dass ein völlig fremder Mensch hinter mir herspionierte, ließ mich nicht mehr zur Ruhe kommen.

Das erste Mal stöberte ich in unseren Ordnern herum, um herauszufinden, ob nicht doch etwas an meiner Vermutung dran war.

Dabei fand ich heraus, dass Fred und ich nicht, so wie er immer wieder behauptete, hoch verschuldet waren, sondern schon seit einigen Jahren schuldenfrei.

Fred hatte schon mit 17 eine größere Erbschaft gemacht, das wusste ich, doch er hatte mir nie erzählt, wie hoch sie wirklich gewesen war. Als ich mit Fred in das Haus einzog, hatten wir tatsächlich noch Schulden gehabt, aber längst nicht in der Höhe wie Fred es mir vortäuschte.

Erneut fühlte ich mich betrogen. War enttäuscht, wie wenig Vertrauen mir Fred schon am Anfang unserer Beziehung entgegenbrachte. Mein anfänglich schlechtes Gewissen, als ich in den Papieren herumschnüffelte, wandelte sich in Wut.

Ich kümmerte mich nie um die finanziellen Dinge, die unser Haushalt so mit sich brachte. Als ich mit Fred in das Haus eingezogen war, war ich sogar sehr dankbar gewesen, als er anbot, sich um diese Dinge zu kümmern. Ich hatte ihm vollkommen vertraut.

Schließlich fand ich auch noch den Bericht der Detektei!

Als ich darin las, traute ich meinen Augen nicht. Sechs Personen hatten mich eine Woche lang beschattet. Damit hatte ich nicht gerechnet.

Betroffen las ich Sätze wie: Mit zwei weiteren Personen, kam die zu Beschattende fröhlich plaudern und lachend aus einem Restaurant. Oder: Die Zielperson kam um acht Uhr zum Frühstück. Kurz darauf verschwand sie in der Badeabteilung ...

Unzählige Fotos hatte man von uns gemacht. Als ich ein Foto entdeckte, auf dem Marion, allein in meinem Auto, die Kurpromenade entlangfuhr, musste ich kurz lachen. Die Detektive hatten sie mit mir verwechselt. Marion und ich hatten die gleiche Haarfarbe und von Weitem konnte man uns durchaus verwechseln. Die Detektive hatten, ohne es zu bemerken, die falsche Frau beschattet.

Perplex musste ich lesen, dass Fred diese abstruse Aktion beendete, als die Detektei vorschlug, einen Autounfall herbeizuführen, um die Personalien der Insassen, also von Marion und Uwe, herauszubekommen.

Soweit war Fred dann doch nicht gegangen. Er ließ an dieser Stelle die Beschattung abbrechen. Allein, dass er mit dem Gedanken spielte, einen Unfall herbeiführen zu lassen, ließ mich erschauern.

Abschließend las ich, dass keine Beweise, die darauf schließen ließen, ich habe eine Affäre, gefunden wurden.

Als Fred von der Arbeit kam, saß ich immer noch entgeistert über den Papieren. Unzählige Male hatte ich mir die Beschattungsbilder meines Kuraufenthaltes angesehen.

Die Detektive waren mir überall hin gefolgt und ich bemerkte nichts davon. Sogar in der Klinik waren sie gewesen.

Einzig die Personalien von Marion und Ullrich fanden sie nicht heraus. Ich war entsetzt!

Dass Fred nun herausfand, das ich in unseren Papieren herumgestöberte war mir vollkommen egal. Wir stritten fürchterlich.

Fred war sich keiner Schuld bewusst. Über meine Entdeckung, schuldenfrei zu sein, lachte er nur. Er meinte, eine Frau habe nichts über die finanzielle Situation zu wissen. Geschweige denn mitzuentscheiden. Dafür seien Frauen nicht geschaffen. Wenn Frauen über zu viel Geld verfügten, war seine Überzeugung, gäben sie es eh nur für unnützes Zeug aus.

Dass er eine Detektei beauftragte, mich zu beschatten, sei vollkommen gerechtfertigt, meinte er. Ich sei ja ständig in irgendwelchen Kliniken unterwegs und er fände es völlig normal, zu kontrollieren, was ich da so treibe.

Letztlich sagte ich nichts mehr. Ich fühlte mich nur noch gedemütigt, traurig und verletzt.

Die nächsten Wochen machte ich zwar den Haushalt, doch

sobald Fred das Haus betrat, verzog ich mich in den Raum, den ich mir für meine Malerei eingerichtet hatte.

Fred und ich sprachen nur noch das Notwendigste zusammen.

Einige Wochen später fand ich durch Zufall heraus, dass Fred eine Affäre mit der Freundin seines besten Freundes hatte.

An diesem Tag wartete ich ungeduldig darauf, dass Fred von der Arbeit zurückkam. Sofort als er den Flur betrat, stellte ich ihn zur Rede. Er versuche es erst gar nicht zu leugnen, denn mit der Frau hatte ich schon gesprochen und sie hatte die Affäre mir gegenüber zugegeben.

Fred rechtfertigte sich damit, dass er etwas mit Alice angefangen hatte, um endlich mal eine gesunde Frau im Bett zu haben. Alice sei für ihn nur ein Sexobjekt, an dem alles noch perfekt war.

„Alice ist zwar eine verdammte Hure“, schrie er mich an, „doch sie hat einen makellosen Bauch!“

Hasserfüllt fügte Fred hinzu: „Einer von uns beiden geht bei unserer Beziehung sowieso kaputt! Entweder du oder ich!“

Ich sah in seine atemberaubend blauen Augen, in die ich mich einst verliebt hatte, und die mich nun so unglaublich böse anfunkelten, und wurde mit einem Mal seltsam ruhig. Ich entgegnete leise: „Dann du.“

Fred sah mich ungläubig an, doch er sagte nichts mehr. Ich muss irgendetwas in meinen Augen, meiner Ausstrahlung gehabt haben, was ihm gezeigt hatte, dass ich wild entschlossen war, mich endgültig von ihm zu trennen.

Nichts und niemand konnte mich nun davon abhalten.

Während ich einige persönliche Sachen in Wäschekörbe packte, um sie dann in meinem Auto zu verstauen, sah Fred tatenlos zu. Als ich den letzten Korb verstaut hatte und aus der Tür hinausgehen wollte, sagte er fast flüsternd: „Du wirst sowieso in ein paar Wochen zu mir zurückgekrochen kommen.“

An seinem Blick sah ich, dass er dies nicht aus Überzeugung

sagte. Er schien in den letzten Stunden um Jahre gealtert zu sein. Sein Blick war hoffnungslos und leer. Fred tat mir leid, doch ich ging.

Ich zog vorübergehend in mein Elternhaus ein. Mein Vater verbarg seine Freude nicht, dass ich mich von Fred trennte. Er freute sich sehr und unterstütze mich in meinem Vorhaben, etwa 100 km entfernt eine Wohnung zu finden. Er konnte es sehr gut verstehen, dass ich erst mal etwas Abstand haben wollte.

In dem kleinen Städtchen, in dem ich lebte, würde ich Fred ständig begegnen. Dies wollte ich vermeiden.

Zudem befürchtete ich, dass er versuchen würde, mich zurückzuerobern. Das wollte ich vermeiden. Ich fühlte mich noch nicht stark genug, ihm erneut gegenüberzutreten.

Da mein Arzt mich immer wieder krankschrieb, wurde meine Rente zwischenzeitlich beantragt. Meine Möbel hatte ich bei Fred zurückgelassen. Ich stand vor dem finanziellen Nichts.

Während der Wohnungssuche half mir mein Vater, die alten wunderschönen Möbel meiner Großeltern, die seit Jahren in einer alten Scheune ihr Dasein fristeten, aufzuarbeiten.

Während ein Möbelstück nach dem andern im neuen Glanz erstrahlte, kam ich etwas zur Ruhe.

Bis auf eine Couch war das Wohnzimmer bald komplett. Mein Vater restaurierte einen wunderschönen uralten Küchenschrank.

Durch eine Freundin fand ich schnell eine Wohnung in der Nähe von Köln. Tatsächlich etwa 100 km von meinem Heimatort. Ohne mir die Wohnung vorher angesehen zu haben, fuhr ich mit meinem Papa und einem großen Anhänger hinter dem Auto in mein neues Zuhause.

Auf der Fahrt dorthin wurde ich unsicher.

Was würde mich dort erwarten?

Hatte ich mich richtig entschieden?

Nicht alles in der Beziehung mit Fred war falsch. Auch ich hatte viele Fehler gemacht.

War ich überhaupt in der Lage, alleine zu leben?

Außer Inge, die schon seit Jahren dort wohnte, kannte ich niemanden. Inge lebte mit ihrem Lebensgefährten nicht weit von meiner Wohnung. Sie leitete einen kleinen Friseursalon in dem nahe gelegenen Köln.

Der Gedanke, dass sie in meiner Nähe war, beruhigte mich etwas. Von nun an musste ich mich selbst um alles kümmern.

In etwa einer Woche renovierten mein Vater und ich mein neues Heim. Schnell wurde es gemütlich dort.

Ich kaufte zwei Matratzen, die ich erst einmal auf den Boden des Schlafzimmers legte.

Mit Büchern vollgepackte Kartons ersetzten die Nachtschränkchen. Ich wickelte dekorativ Bettlaken um die braunen Kisten, um sie etwas wohnlicher aussehen zu lassen.

Für einen Kleiderschrank reichte zunächst mein sehr kleines Budget nicht mehr. Also blieb auch meine Kleidung in großen Kartons, die ich wiederum unter Betttüchern versteckte.

Für das Wohnzimmer sponserten mir meine Eltern eine neue Couch und es war somit komplett und wirklich sehr schön geworden.

Meine Küche zierte nun der wunderschöne alte Küchenschrank, eine Spüle war glücklicherweise vorhanden und zwei alte Stühle mit einem Tischchen bekam ich von meiner Großtante geschenkt. Dazu noch ein winziger Zweiplattenherd. Ein Kühlschrank fehlte noch.

Während ich mit meinem Vater die Wohnung renovierte, bekam ich die Nachricht, dass meine Rente bewilligt wurde.

Eine Nachricht, die sehr gegensätzliche Gefühle in mir wachriefen.

Einerseits war ich glücklich, denn so konnte ich meine Miete bezahlen. Zum weiteren Leben blieb zwar nicht viel übrig, aber ich war es gewohnt sparsam zu sein und mir sicher, dass ich finanziell einigermaßen klarkommen würde.

Außerdem wusste ich, dass meine Eltern mich unterstützten

würden, sollte es mal eng werden. Allerdings nahm ich mir vor, diese Hilfe nur im äußersten Notfall in Anspruch zu nehmen. Ich wollte nicht schon wieder von irgendwem abhängig sein. Beabsichtigte, endlich selbst die Verantwortung für mich zu übernehmen.

Andererseits fühlte ich mich ausgemustert, überflüssig und noch weniger wert als zuvor. Noch nicht einmal für den Arbeitsmarkt taugte ich von nun an.

Das Einzige, was mich etwas tröstete, war, dass die Rente erst einmal auf ein Jahr begrenzt war. Ich hoffte sehr, dass es mir nach diesem Jahr wieder so gut gehen würde, das ich wieder arbeiten gehen konnte.

Als sich mein Vater verabschiedete, um wieder nach Hause zu fahren, war ich schon etwas zuversichtlicher.

Die Wohnung war inzwischen sehr gemütlich und ich fühlte mich wohl dort.

Anfangs besuchte ich manchmal Inge. Doch da ich merkte, wie sehr Inge beruflich eingespannt war, reduzierte ich meine Besuche schnell wieder. Ich wollte ihren verdienten Feierabend nicht weiter stören. Zudem lebte Inge mit Michael zusammen, und wenn ich dort war, fühlte ich mich als drittes Rad am Wagen.

Eines Tages, beim Einkaufen, musste ich mal wieder dringend zur Toilette. Ich eilte eine Treppe zu einem kleinen Hotel hinauf und hoffte, dass man mich dort ohne Probleme das Örtchen besuchen ließ. Ich hatte Glück, denn der Gastwirt winkte mich freundlich durch und ich stürzte zunächst zum Örtchen.

Als ich zurück im Gastraum war, wollte ich nicht einfach, ohne etwas verzehrt zu haben, wieder verschwinden. Ich bestellte mir eine Cola und setzte mich draußen auf die Terrasse.

Während ich gemütlich in der Sonne saß, hörte ich den Gastwirt telefonieren. Ich bekam mit, wie er verzweifelt versuchte, für den Abend eine Bedienung zu bekommen. Jemand vom Personal war krank geworden. Am Abend sollte eine

Hochzeitsfeier in dem Hotel stattfinden und nun fehlte ihm eine Bedienung. So kurzfristig Ersatz zu bekommen, gelang ihm scheinbar nicht.

Als er nach dem dritten Versuch den Hörer auflegte, nahm ich all meinen Mut zusammen. Ich fragte ihn, ob ich nicht diesen Job machen könne. Nach einem kurzen Gespräch willigte er ein. Wir verabredeten, dass ich etwa eine Stunde vor der Feier in das Hotel kommen solle, um mich ein wenig einzuarbeiten.

Glücklich fuhr ich in mein neues Zuhause, um mich auf den Abend vorzubereiten. Mein Cröhnchen hatte mir diesen kleinen Job eingebracht und ich konnte das Geld sehr gut gebrauchen.

Aufgeregt fuhr ich abends in das kleine Hotel. Gerade als mir Josef, der Chef des Hauses, alles gezeigt hatte, trafen auch schon die ersten Gäste ein.

Alles lief wie am Schnürchen. Niemandem fiel auf, dass dies mein erster Arbeitstag dort war. Josef war begeistert, und als die Feier vorüber war, bot er mir einen Minijob an. Wir verabredeten, dass ich auf Abruf dort arbeitete. Sobald Josef eine Feier oder eine größere Gesellschaft annahm, rief er mich an und ich arbeitete dort.

Mir kam das zusätzliche Geld gerade recht. Da ich meist ein paar Tage vorher Bescheid wusste, konnte ich mich entsprechend auf die Arbeit vorbereiten. Ich aß an solchen Tagen fast nichts, um nicht auf die Toilette zu müssen. Da ich nur ein- bis zweimal in der Woche dort ein paar Stunden arbeitete, wurde mir dies nicht zu viel und mein Gewicht hielt sich einigermaßen.

Auch meinem Selbstbewusstsein tat dieser kleine Job gut. Josef war mit meiner Leistung sehr zufrieden und lobte mich oft.

Ulrich wohnte nun nicht weit von mir und besuchte mich oft. Im Nachhinein sollte Fred doch noch recht behalten. Ich begann mit Ulrich eine Affäre. So oft es ihm möglich war, kam er zu Besuch. Wir verstanden uns ohne Worte und die wenige Zeit, die wir miteinander verbringen konnten, war für mich unbeschwert und glücklich.

Ulrich sprach manchmal darüber, sich von seiner Frau trennen zu wollen. Sobald dieses Thema zur Sprache kam, wurde mir unbehaglich. Der Gedanke, dass er sich wegen mir von seiner Frau, ja sogar von seinen Kindern trennen wollte, verwirrte mich. Mir gefiel es so, wie es gerade war. Ich hatte einen Menschen, dem ich vertraute, war nicht allein, doch trotzdem ungebunden.

Ich genoss es, nicht mehr kontrolliert zu werden. Niemandem gegenüber Rechenschaft ablegen zu müssen, tat mir gut.

Sicher, manchmal wünschte ich mir, wenn ich allein in meiner Wohnung war, Ulrich bei mir zu haben, doch meine neu gewonnene Freiheit wollte ich noch nicht wieder aufgeben.

An solchen Abenden malte ich. Lenkte mich ab, um nicht ins Grübeln zu kommen.

Zudem lernte ich durch meine Arbeit immer wieder nette Menschen kennen. Wenn mir mal die Decke auf den Kopf viel, fuhr ich in das Hotel. Josef freute sich sehr darüber. Ich unterhielt mich mit den Hausgästen, kümmerte mich um den Speiseplan, machte mich in der Küche nützlich oder kaufte für Josef ein.

Josef, der eigentlich schon im Rentenalter war, konnte sich so ab und an für ein paar Stunden zurückziehen.

Wenn mein Crohn es nicht zuließ, dass ich arbeitete, hatte Josef vollstes Verständnis dafür. Er kannte mich bald gut genug, um zu wissen, dass ich, wenn es darauf ankam, alles dafür tat, um nicht auszufallen.

Ich verstand mich ausgesprochen gut mit dem alten Hotelier.

An einem Wochenende brachte Ulrich spontan seine Kinder mit. Ich war vollkommen überrascht und fragte mich, wie er seiner Frau plausibel gemacht hatte, dass er mich mit Kindern besuchte. In einer unbeobachteten Minute fragte ich ihn und er erzählte mir, dass er seiner Frau offen erzählte, wen er mit seinen Kindern besuchte.

Ich wusste, er hatte ihr schon öfter von mir erzählt und mir war nie wohl, wenn er davon berichtete. Seine Frau schien vollkommen arglos zu sein und mir war sehr unwohl bei dem Gedanken, sie mit ihm zu betrügen.

Was Ulrich dabei fühlte, fragte ich ihn nicht, obwohl ich oft darüber nachdachte. Ich versuchte, so mein pochendes Gewissen etwas zu beschwichtigen, nach dem Motto: was ich nicht weiß …

Ulrichs Kinder waren zauberhaft. Ich verliebte mich sofort in das kleine Mädchen, das die gleichen dunkelbraunen, fast schwarzen Augen hatte, wie Ulrich. Auch der kleine Junge eroberte mein Herz im Sturm.

Nachmittags besuchten wir einen Ponyhof und der Junge war überglücklich. Doch leider konnten wir nicht so lange, wie er es gern gehabt hätte, dort bleiben, denn der kleine Kerl reagierte schnell allergisch auf die Tiere, die dort lebten. Ulrich bemerkte sofort, wie die Allergie auf die Atemwege des Jungen schlug.

Nun wurde mir erst bewusst, welche drastischen Auswirkungen eine Neurodermitis haben kann.

Trotzdem wurde es ein sehr entspannter und schöner Tag für uns alle. Die Kinder schlossen mich auch sofort in ihr Herz.

Mein MC gab weiterhin keine Ruhe. 30 Toilettengänge wurden zur Normalität. Weiterhin fuhr ich zu Fingerbougierungen in die Klinik nach Bad Hersfeld. Mein Schließmuskel wurde immer narbiger und ich konnte meinen Stuhlgang kaum noch einhalten.

Die Ärzte rieten mir immer eindringlicher zu einem Stoma. Sie versuchten, mich weiterhin davon zu überzeugen, dass ich durch den AP weit mehr Lebensqualität haben würde.

Durch die unzähligen Stuhlgänge war ich in meinem Bewegungsradius sehr eingeschränkt. Ich ging nur noch aus dem

Haus, wenn ich schon den Abend zuvor nichts mehr gegessen hatte. Auch das Trinken schränkte ich ein, wenn ich wusste, dass ich länger unterwegs war. Arbeitete ich im Hotel, war ich noch vorsichtiger. Schleichend nahm ich wieder an Gewicht ab.

Fred kannte mein neues Zuhause nicht. Sobald ich meine Eltern besuchte, versuchte er Kontakt zu mir aufzunehmen. Immer wieder bat er mich, zu ihm zurückzukehren.

Immer noch schwankte ich mit meinen Gefühlen hin und her. Unser zermürbender Beziehungskrieg verblasste etwas in meiner Erinnerung.

Dafür erinnerte ich mich an die schönen Erlebnisse, die ich mit ihm hatte. In meinen Gedanken kam der liebe fürsorgliche Fred wieder hervor. Oft fragte ich mich, ob ich mich richtig entschieden hatte. Zweifelte an meinen Gefühlen zu Ulrich.

Doch ich kehrte nicht zu Fred zurück.

Ulrich überredete mich zu einem Termin bei „seinem“ Professor im Leverkusener Klinikum.

Schon bei der Begrüßung war mir dieser Mann unglaublich sympathisch. Ein Mensch, dem ich auf Anhieb vertraute.

Ich war nicht überrascht, als auch er mir zu einer OP riet. Doch dieser Professor verhielt sich nicht wie ein Gott in Weiß. Er war nicht selbstherrlich. Nicht selbstverliebt. Strahlte Ruhe aus. Als er merkte, wie sehr ich mich immer noch gegen einen Anus praeter wehrte, schlug er vor, die Möglichkeit einer Rückverlegung offenzulassen. Bisher hatte man mir zu einem endständigen Stoma geraten. Auch er war davon überzeugt, dass Letzteres die bessere Lösung für mich wäre, da mein Schließmuskel inzwischen durch die zahlreichen Fissuren kaum noch funktionsfähig war. Doch er war der Meinung, dass ich mich später immer noch anders entscheiden könne.

Er gab mir das Gefühl mitbestimmen zu dürfen, was mit meinem Körper geschah.

Der Professor riet mir zu einem prominenten Stoma und versprach mir, sollte ich mich zu einer Operation entscheiden, meinen Schließmuskel unberührt zu lassen.

Nach einem sehr langen und gutem Gespräch mit ihm, sagte er abschließend:

„Frau Cotilis, ich merke, sie können sich heute noch nicht zu einer OP entschließen. Es ist auch ein schwerwiegender Eingriff, der ihr Leben verändern wird. Ich kann es sehr gut verstehen, wenn sie sich noch nicht entscheiden wollen. Es ist ihr Körper und ich überlasse es ihnen, wie sie sich endgültig entscheiden.“

Trotz der eigentlich schlechten Nachricht verließ ich den Professor mir einem guten Gefühl.

Auf der Heimfahrt überdachte ich noch einmal unser Gespräch.

Ich war Ulrich sehr dankbar, dass er den Kontakt zu diesem sehr gefragten Chirurgen hergestellte. Es war nicht einfach gewesen, einen Termin bei ihm zu bekommen, denn sein Terminkalender war unglaublich voll.

Es hatte sich inzwischen unter den Morbus Crohn Patienten herumgesprochen, was für ein fähiger und einfühlsamer Mensch der Professor war.

Zudem hatte er mir versprochen, sollte ich mich für die OP entscheiden, würde er sie persönlich vornehmen. Dieses Versprechen sah ich nicht als Selbstverständlichkeit als Kassenpatient!

Alle Ärzte, die ich in den vergangenen Monaten hinzuzog, rieten zu einer OP. Ich fragte ihnen Löcher in den Bauch.

Vom Anfang meiner Krankengeschichte an plagten mich meine Fisteln und ich wusste, dass dies durch eine Operation nicht beeinflusst werden konnte. Niemand konnte mir sagen, ob ich nach der OP zur Ruhe kommen, oder gleich ein weiterer Schub folgen würde.

Der Gedanke, mit einem Stoma zu leben, hatte durch Ulrich etwas seinen Schrecken verloren. Da ich nun hautnah mitbekam, wie frei sich Ulrich mit dem Beutel am Bauch bewegte, wurden die Vorzüge immer einleuchtender für mich.

Doch als ich Ulrich in Hersfeld kennenlernte, kam er gerade von einer Stomaumverlagerung. Direkt unter der Basisplatte hatte sich bei ihm eine Fistel gebildet. Zuletzt hatte sie Stuhl gefördert und so wurde es unmöglich, die Versorgung dicht zu kriegen.

Ulrich erzählte, dass sich seine Haut zudem durch den Kontakt mit dem aggressiven Stuhl sehr schnell entzündete und er daher ständig eine neue Basisplatte auf die ohnehin lädierte Haut kleben musste.

Letztendlich hatte er sich für eine erneute Operation entschieden. Sein Stoma wurde von der rechten auf die linke Seite verlegt.

Dessen ungeachtet war er dennoch davon überzeugt, sich richtig entschieden zu haben, als er sich für einen AP entschied.

Er hatte sich schon bei der ersten Operation dazu entschieden, seinen Schließmuskel amputieren zu lassen. Eine Rückverlegung war daher sowieso nicht möglich.

Immer wieder wog ich das Für und Wider einer Stomananlage ab. Obwohl es mir immer schlechter ging, konnte ich mich nicht zu diesem Schritt überwinden.

Ende Januar 1993 bekam ich erneut eine Blasenentzündung. Schon bei den ersten Symptomen erinnerte ich mich an den handschriftlichen Vermerk des Entlassungsberichtes der Bad Hersfelder Klinik: Blasenfistel?

Der Januar war nicht zu Ende, als ich beim Urinieren Luftabgänge bemerkte. Ein untrügliches Zeichen für eine Fistel zur Blase.

Sofort rief ich den Professor aus Leverkusen an. Umgehend bekam ich einen Termin und fand mich in der Klinik ein. Nachdem die üblichen Untersuchungen beendet waren, lag ich am 09.02.1993 auf dem OP-Tisch.

Zuvor entschied ich mich für einen prominenten Anus praeter. Die Operation dauerte etwa elf Stunden.

Wiederholt wurde ein ausgedehntes Fistelsystem entfernt. Auch ausgedehnte bleistiftdünne Stenosen wurden saniert.

Die Fistel, die nah an meinem Schließmuskel lag, wurde mit einer Fadeneinlage versehen. Die Fistel zur Blase wurde verschlossen.

Der Professor hielt sein Versprechen und lies meinen Schließmuskel unberührt.

Als nach der OP meine Gedanken langsam wieder in geordnete Bahnen kamen, überkam mich zunächst tiefe Trauer.

Nach den vorhergegangenen Operationen tastete ich, sobald ich wieder einigermaßen bei Bewusstsein war, an meinem Bauch herum.

Bei den OPs zuvor schwebte das Stoma wie ein Damoklesschwert über mir. Bei all den vorangegangenen Operationen befürchtete ich, mit einem Stoma wach zu werden.

Dieses Mal hatte ich die Gewissheit, dass es so sein würde.

Als ich schließlich wieder vollkommen klar war, weinte ich bitterlich. Es war so, als ob ich einen jahrelangen Kampf verloren hatte.

Obwohl ich mich gedanklich schon so lange auf ein Stoma eingestellt hatte, fühlte ich mich elend.

Den ersten Versorgungswechsel nahm die Stomatherapeutin vor. Obwohl die Therapeutin mich bat, bei dem Wechsel der Basisplatte zuzusehen, starrte ich verbissen zur Decke.

Schon vor der OP ließ ich mir von Ulrich Versorgungsmaterial geben. Zudem schrieb ich einige Firmen, die Versorgungsmittel vertrieben, an und bat um „Pröbchen".

Schon einige Male hatte ich mir ein komplettes System auf den Bauch geklebt. Die Beutel füllte ich mit Wasser. So wollte ich herausfinden, wie ich mich fühlen würde mit dem gehassten Beutel am Bauch.

Außerdem wollte ich so herausbekommen, wo die geeignetste Stelle war, herausfinden, wo mich der Beutel am wenigsten stören würde.

Ich glaube, dass dies ungeheuer wichtig für den weiteren Umgang mit dem AP ist. Leider etwas, das damals in einigen Krankenhäusern außer Acht gelassen wurde!

In Bad Hersfeld lernte ich einige Patienten kennen, bei denen das Stoma zwar gut „gemacht" war und auch einwandfrei förderte, doch es lag äußerst ungünstig.

Der Beutel lag beispielsweise direkt unter dem Hosenbund. Wurde quasi darunter platt gedrückt. Oder es lag so tief, dass sich der Beutel am Hosenbein abzeichnete.

Allerdings legte man in Leverkusen großem Wert auf die Lage des Stomas. Einen Tag vor der OP kam eine Stoma-Therapeutin und sah sich meinen Bauch an. Ich hatte zuvor schon mit einem Filzstift einen Punkt auf meinen Bauch gemalt. Petra, die Stoma-Therapeutin, war überrascht, dass ich mir um die Position des Stomas Gedanken gemacht hatte. Doch sie verließ sich zunächst nicht auf meine Markierung.

Sie sah sich meinen Bauch in allen Positionen an. Ließ mich hinsetzten, seitlich ins Bett legen und schaute sich meinen Bauch im Stehen an. Sie sah sich sehr genau an, wo sich Hautfalten bildeten in den unterschiedlichen Positionen.

Die Position der Hautfalten halte ich für besonders wichtig. Ist das Stoma in solch eine Falte gelegt, wird eine ordentliche Versorgung äußerst erschwert, da die Basisplatte ständig in der Hautfalte geknickt ist.

Bei dem nächsten Versorgungswechsel bestand Petra darauf, dass ich mir mein Stoma ansah.

Ich sah ein, dass ich mich nun damit abfinden musste und sagte ihr, dass ich nicht nur hinsehen wollte, sondern gleich selbst die Versorgung wechseln wolle.

Petra ließ mich gewähren und stand beobachtend und Tipps gebend neben mir.

Im Bad der Klinik war in Bauchhöhe für diesen Zweck ein

Spiegel angebracht. So konnten die frischoperierten Patienten besser an ihrem Bauch herumwerkeln.

Als ich das noch angeschwollene, rote Stück Darm aus meinem Bauch herausquellen sah, traten mir Tränen in die Augen.

Es war kein Ekel, den ich verspürte. Auch keine Angst, nicht mit der Versorgung klarzukommen.

Nein!

Es war einfach nur tiefe Trauer um meinen verlorenen Kampf. Von meiner Trauer betäubt, kümmerte ich mich nun verbissen um die Versorgung. Schnell waren das Stoma sowie die umliegende Haut mit den bereitliegenden, weichen Kompressen gesäubert. Das Anbringen der Basisplatte breitete mir keine Probleme.

Ich entschied mich für ein zweiteiliges System. War ein Beutel voll, brauchte ich ihn nur von der Basisplatte abzumachen und einen neuen Beutel anzubringen.

Zudem gibt es dazu auch Beutel, die unten eine Öffnung haben. Man kann über die Öffnung den Stuhl entleeren. Bei einem Ileostoma ist dies die empfohlene Variante. Da ein Dünndarmstoma meist sehr flüssigen Stuhl fördert, kann man so leicht den Beutel in die Toilette entleeren.

Die Verschlüsse sind sehr unterschiedlich. Bei der Firma, für die ich mich entschied, ließ sich der Beutel leicht mit einem Klettverschluss schließen.

Zudem gibt es noch ein einteiliges System. Bei diesem System sind Basisplatte und Beutel verbunden. Möchte man einen neuen Beutel anbringen, muss die komplette Versorgung gewechselt werden.

Für welches System man sich letztlich entscheidet, ist individuell sehr unterschiedlich. Ist man in einem Krankenhaus, in dem es eine Stoma-Therapeutin oder einen Therapeuten gibt, wird man meist gut beraten.

Leider werden heute auch in diesem Bereich Kosten gespart.

Ich empfehle jedem, der ein Stoma hat oder auch interessierten Angehörigen, sich über die ILCO zu informieren.

Kontaktadresse:
Deutsche ILCO e. V.
Thomas-Mann-Str. 40
53111 Bonn
Telefon 0228 / 338894-50
Fax 0228 / 338894-75
E-Mail info(ad)ilco.de
Internet: www.ilco.de

Die beiden Stoma-Therapeutinnen bemühten sich sehr um mich. Petra war die Taffe, die Praktische.

Sie redete um nichts herum. War immer da, wenn ich sie brauchte. Bei ihr hatte ich das Gefühl, dass sie mich als normalen Menschen behandelte. Sie gab mir deutlich und ohne Schnickschnack zu verstehen, dass ich nun sehr schnell lernen musste, mit dem verhassten Beutel am Bauch umzugehen.

Irgendwie hatte ich bei Petra das Gefühl, Menschen mit Stoma seien für sie das Normalste auf der Welt.

Manchmal hasste ich sie dafür, denn ich fühlte mich nicht mehr normal.

Doch ich war ich auch unglaublich dankbar für ihre Haltung. Sie gab mir das Gefühl, nicht bemitleidenswert zu sein.

Marion, die andere Stoma-Therapeutin, war vollkommen anders. Sie war sanft. Sehr vorsichtig.

Sagte Sätze wie: Frau Cotilis, sie müssen Ihren Bauch streicheln. Ihn annehmen, wie er ist. Ihn lieb haben. Reden sie mit ihrem Bauch. Betrachten sie ihn als Freund."

Sie setzte sich zu mir ans Bett, nahm meine Hand und redete unaufhörlich mit sanfter Stimme auf mich ein. Doch ich zog mich immer weiter von ihr zurück.

Eines Tages kam sie mit einer Kollektion selbstgenähter „Überzieher" an mein Bett. Kleine, neckische Accessoires, mit denen ich nach ihrer Meinung den nicht gerade modischen Plastikbeutel an meinem Bauch kaschieren konnte.

Ich setzte mich im Bett auf und sah mir skeptisch die bunten, teilweise mit Spitzen verzierten „Bezüge“ für Beutel und Gürtel an.

Ungläubig hörte ich die spitzen begeisterten Schreie meiner Bettnachbarin, die auch frisch operiert war und ein endständiges Stoma bekommen hatte.

Karin stürzte so schnell sie konnte an mein Bett und sah sich die für mich vollkommen abstrusen „Überzieher“ an. Sie ging vollkommen anders mit ihrem Stoma um. Karin nahm ihr Stoma sofort an. Träumte schon im Krankenhaus von Dingen, die sie fortan wieder machen konnte. Für sie war die Operation eine einzige Erleichterung. Sie fühlte sich frei.

Fast beneidete ich sie um ihre Sorglosigkeit.

Schnell entschied sie sich für einige von Marions neckischen Variationen. Sofort probierte sie eine der neu erstandenen „Überzieher“ an.

Stolz stolzierte sie mit ihrer neuen Errungenschaft im Zimmer herum. Der Plastikbeutel an ihrem Bauch war nun von zarter weißer Spitze umhüllt. Sowie auch der Gürtel, der sich um ihre schlanke Hüfte schmiegte.

Als ich in ihre strahlenden, glücklichen Augen sah, konnte ich nicht anders. Ein Lächeln trat in mein Gesicht. Auf die Frage, ob mir das ausgewählte Prachtexemplar gefiel, antwortete ich: „Mit den passenden Dessous wirst du mit deinem Mann, eine heiße Nacht verbringen“. Ihre grünen Augen leuchteten nun noch glücklicher.

Karins Mann besuchte sie jeden Tag. Bernd hatte sich sogar Urlaub genommen, um möglichst oft bei ihr sein zu können. Die Beiden waren schon seit mehr als zwanzig Jahren verheiratet. Hatten erwachsenen Kinder. Auch er freute sich, dass Karin nach reiflicher Überlegung einer Stoma-Anlage zustimmte. Das glückliche Pärchen erfreute sich daran, bald wieder viele gemeinsame Unternehmungen machen zu können.

An einem sonnigen Nachmittag kam Bernd freudestrahlend in unser Krankenzimmer und erzählte geheimnisvoll von einer Überraschung, die vor dem Krankenhaus auf Karin wartete.

Eilig und erwartungsvoll zog Karin ihren knallbunten Morgenmantel an. Bernd legte einen Arm beschützend um Karins schmale Taille und sie verließen unser Krankenzimmer.

Von der Geheimnistuerei neugierig geworden stellte ich mich ans Fenster, von dem aus man einen kleinen Teil des Parkplatzes sehen konnte.

Kurz darauf entdeckte ich den knallbunten Bademantel von Karin. Ich sah sie, immer noch im Arm von Bernd, zielstrebig auf etwa die Mitte des Parklatzes zugehen. Unerwartet blieben sie stehen und küssten sie sich innig. Immer noch konnte ich mir keinen Reim auf die Situation machen. Erst als Bernd galant die Tür eines Wohnmobils für Karin offenhielt, machte es „klick“ in meinem Kopf.

Karin hatte mir von dem gemeinsamen Plan, Europa zu bereisen, erzählt. Der Traum des glücklichen Pärchens war es, dies mit einem Wohnmobil zu tun. Ich durfte miterleben, wie der Anfang dieses Traumes begann …

Später erfuhr ich von Karin, dass Bernd seinen geliebten Sportwagen verkauft hatte, um diesen gemeinsamen Traum zu verwirklichen. Über die Vertrautheit, ihre Zukunftspläne und die große Liebe der Beiden freute ich mich sehr.

Einen kurzen Moment dachte ich wehmütig an Fred. Ich erinnerte mich an die Zeit, in der wir glücklich waren. Doch auch die Zeit, die wir unglücklich miteinander verbrachten, kehrte in meine Gedanken zurück.

Ulrich, der nicht weit vom Klinikum entfernt wohnte, besuchte mich regelmäßig. Er verhielt sich wunderbar. Half mir, wo er nur konnte.

Im Klinikum Leverkusen befindet sich der DCCV und während meines Aufenthaltes ging ich zu den regelmäßigen Treffen, die in Räumen der Klinik stattfanden.

In dieser Zeit wurde ich absoluter Fan von dem mich operierenden Professor und chirurgischen Chef des Klinikums. Ein wunderbarer Mensch. Schon aus dem OP heraus rief er meine Eltern an, um ihnen mitzuteilen, dass ich die Operation gut überstanden hatte und außer Gefahr sei.

Meine Mutter erzählte mir später begeistert, wie beruhigend und gefühlvoll er mit ihr gesprochen habe. Sie berichtete, sie sei nach dem Anruf vollkommen beruhigt gewesen. Der Professor vermittelte ihr das Gefühl, ich sei außer Gefahr und in guten Händen.

Schon einen Tag nach der OP durfte ich von der Intensivstation aus kurz mit meiner Familie telefonieren. Da sie meine Stimme hörten, waren sie nun vollkommen beruhigt.

Als ich mich zu der OP entschloss, bat ich meine Eltern zuvor um ein Gespräch. Hierbei erklärte ich ihnen, dass ich mich nun zu einem AP entschlossen hätte. An ihren Augen sah ich, dass sie sehr betroffen waren.

Sie hatte viele Jahre miterleben müssen, wie sehr ich mich gegen ein Stoma wehrte. Nun mussten sie miterleben, wie ich den langen Kampf aufgab. Sie waren traurig.

Zudem bat ich sie, mich erst zu besuchen, wenn ich wieder einigermaßen aufrecht gehen konnte. Bei

Operationen zuvor beobachtete ich oft Hilflosigkeit und qualvolle Angst in den Augen meiner Mutter. Dies ertrug ich nur sehr schwer.

Ich vertraute dem äußerst qualifizierten Team des Professors. Meine Familie konnte mir in dieser Situation nicht helfen.

Zögernd respektierten meine Eltern meinen Wunsch.

Wir telefonierten täglich mehrmals und ich hielt sie so auf dem Laufenden.

Schon nach kurzer Zeit war ich von den meisten Schläuchen befreit. Als ich nur noch Infusionen bekam, sagte ich meinen Eltern, dass ich wieder fit genug sei, um Besuch zu bekommen.

Wir verabredeten uns für den nächsten Tag.

Morgens richtete ich mich besonders sorgfältig her. Ich legte ein wenig Make-up auf, um gesünder auszusehen. Tuschte meine Wimpern und zog einen Jogginganzug an. Zuvor war ich nur im Bademantel herumgelaufen. Kritisch ging ich ins Bad, um zu überprüfen, ob sich der Beutel in der Jogginghose abzeichnete. Ich stellte mich vor den Spiegel, der eigentlich angebracht war, um uns dabei zu helfen, die Versorgung anzubringen. So sehr ich mich auch drehte und wendete, ich konnte nichts Verdächtiges entdecken. Durch die OP hatte ich noch etwas mehr abgenommen und das Oberteil des Anzuges schlabberte über die weite Hose und trotz des gefüllten Beutels, sah man tatsächlich nichts.

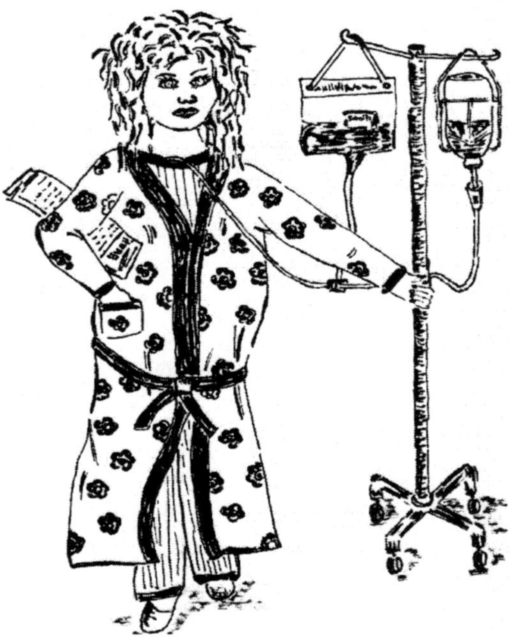

Mit schon relativ geübten Handgriffen klickte ich einen frischen Beutel an mein zweiteiliges System.

Als ich fertig war, betrachtete ich das erste Mal meinen Bauch mit dem neuen Beutel daran in Ruhe.

Nichts ekelte mich. Doch der Anblick war mir fremd. Ich hatte das Gefühl einen fremden Bauch zu betrachten.

Das Stoma war immer noch ein notwendiges Übel für mich.

Gegen Mittag kamen meine Eltern. Sie freuten sich sehr, als ich ihnen schon im Flur mit meinem Infusionsständer entgegenlief. Diesen Anblick waren sie schon gewohnt. Nichts schien sich verändert zu haben.

Nach einer kurzen herzlichen Begrüßung beschlossen wir, in die Cafeteria des Klinikums zu gehen.

Wir wollten dort eine Kleinigkeit zu Mittag essen. Ich durfte schon wieder feste Nahrung zu mir nehmen, doch wirklich Hunger hatte ich noch nicht, da ich über die Infusionen die nötigen Kalorien bekam.

So bestellte ich mir eine Tasse Tomatencremesuppe. Während wir auf unsere Speisen warteten, berichteten mir meine Eltern vom neuesten Tratsch meines Heimatstädtchens. Schnell entwickelte sich ein heiteres Gespräch.

Als unser Essen kam, freute ich mich sogar auf mein Süppchen, das sehr aromatisch duftete.

Die ersten zwei Löffel genoss ich sehr. Herzhaft biss ich in das frische Weißbrot, das zu der Suppe gereicht wurde.

Doch dann spürte ich, ein mir schon bekanntes Grummeln im Bauch. Ich war entsetzt, als ich bemerkte, wie unaufhaltsam Stuhl in meinen Beutel drang.

Bestürzt sah ich mich um. Ich glaubte in diesem Moment, alle in dieser Cafeteria könnten sehen, dass meine stinkigen Ausscheidungen in diesen verdammten Beutel drangen.

Hastig stand ich auf, vergaß einen Augenblick den Infusionsständer und warf diesen fast um. Die Flasche, die daran hin, baumelte wild umher und nun sahen tatsächlich einige Menschen zu mir hinüber. Mein Gesicht wurde rot vor Scham. Am liebsten wäre ich im Erdboden versunken.

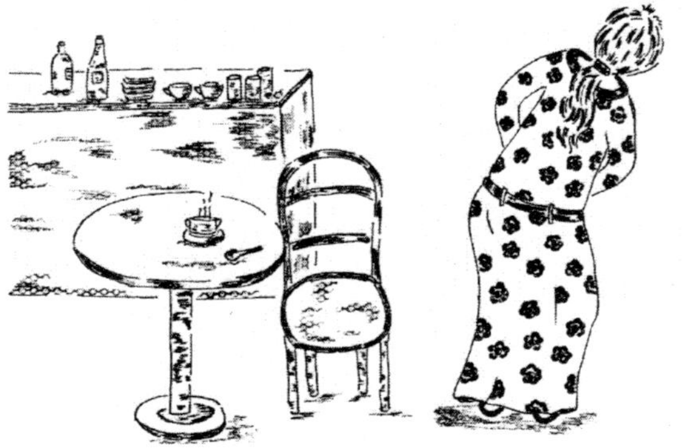

Meine Eltern sahen mich verwirrt an. Ich sagte nur: „Es geht mir gut. Komme gleich wieder“, und eilte davon.

Ich steuerte die nächstgelegene Toilette an und betrat sie kopflos. Sofort sah ich mir den Beutel an. Tatsächlich war etwas Kot darin. Doch es war alles dicht. Nichts war, wie ich befürchtet hatte, nebenhergelaufen. Kein Geruch nach außen gedrungen.

Mein Herz klopfte immer noch aufgeregt. Doch ich dachte sofort wieder an meine Eltern, die ich verwirrt am Tisch zurückgelassen hatte. Sie mussten vollkommen beunruhigt sein, da ich so überstürzt davongelaufen war.

Ich riss mich zusammen. Kühlte schnell mein Gesicht mit klarem Wasser und eilte wieder in die Cafeteria zurück.

Während ich mich wieder zu meinen Eltern setzte, murmelte ich: „Ich muss mich wohl erst daran gewöhnen, während des Essens sitzen zu bleiben“.

Meine Mutter lächelte mich beruhigt an. Sie glaubte, ich sei aus Gewohnheit, während des Essens aufgesprungen, um zur

Toilette zu rennen.

Ich korrigierte sie nicht. Erzählte nicht von meinen neuen Ängsten und Nöten.

Was hätte ich auch sagen sollen?

Dass ich den Beutel an meinem Bauch hasste?

Doch was hatte ich für eine Wahl gehabt?

Bis zu fünfzigmal am Tag zur Toilette zu müssen, war auch kein Spaß gewesen. Vor der OP war mein Schließmuskel so von Fissuren umgeben, dass ich den Stuhl nicht mehr einhalten konnte. Oft hatte ich hilflos und wie ein Baby in die Hosen machen müssen. Ich war inkontinent geworden. Hatte keine Kontrolle mehr über meine stinkigen Ausscheidungen.

Nun musste ich lernen damit umzugehen, dass mein Stuhl unkontrolliert in einen Beutel drang. Musste lernen, dies zu ignorieren. Es als normal anzusehen.

Mein Vater beobachtete mich während des Essens mit Argusaugen. Er bemerkte, dass ich mit der neuen Situation nicht so gut zurechtkam, wie ich meinen Eltern vormachen wollte. Beobachtete, dass ich meine Suppe nicht mehr anrührte.

Als ich mich am späten Nachmittag, von meinen Eltern verabschiedete, sagte er leise zu mir:

„Du schaffst das Rosa. Alles wird gut"!

Diese zwei kleinen Sätze von dem ruhigen Mann, der mein Vater war, stärkten mich.

Ich nahm mir vor, alles zu tun, was notwendig war, um mit meinem verhassten Stoma umzugehen.

Wieder wurde von der Klinik aus eine AHB beantragt. Wieder fuhr ich direkt von der Klinik aus nach Bad Hersfeld.

Nach der Anamnese wurde der Kurplan besprochen. Alles lief wie bei den vorherigen Aufenthalten in der Klinik für Stoffwechselkrankheiten.

Nachdem ich mich in meinem Zimmer häuslich eingerichtet hatte, ging ich hinunter in die Empfangshalle, um in meinem Postfach nach dem Kurplan zu sehen. Ich wollte nachsehen, ob ich schon am gleichen Tag einen Termin hatte. Erwartungsvoll zog ich den leuchten gelben, in einer durchsichtigen Plastikhülle verborgenen Plan heraus.

In riesigen Buchstaben leuchtete mir ein handschriftlich eingefügtes überdimensionales **ST** entgegen. Unerklärliche Wut stieg in mir hoch. Schon oft hatte ich bei anderen Patienten diese zwei Buchstaben auf ihren Plänen gesehen. ST wie Stoma.

Schnell steckte ich den Plan in die riesige Tasche meines Joggers und verschwand auf dem Zimmer.

Dort angelangt studierte ich entsetzt meinen Kurplan. Fast alle Anwendungen fingen mit dem Wort Stoma an.

Stomagymnastik, Stomaschwimmen und so weiter. Je mehr ich in dem Plan las, umso wütender wurde ich.

Genau diese Behandlung wollte ich nicht! Ich wollte ganz normale Anwendungen!

Ich sah ein, dass es für die meisten Patienten wichtig war, zunächst mit anderen Betroffenen, den Umgang mit ihrem Anus praeter zu erlernen. Durch die Grüppchen, die sich so bildeten, kam es zum Erfahrungsaustausch. Den Meisten wurden so etwas ihre Hemmungen genommen, wenn sie beispielsweise das erste Mal mit AP ins Schwimmbad gingen. Da die Stomapatienten unter sich waren, musste ihnen nichts peinlich sein.

Ich informierte mich vor der Stomaanlage sehr genau. Zudem hatten gerade die Ärzte in Hersfeld mich immer wieder auf die Vorzüge eines Stomas hingewiesen. Schwärmten mir vor, dass ich nach der OP wieder alle sportlichen Aktivitäten ohne Einschränkungen machen konnte.

Und nun sollte ich noch mehr zum Außenseiter werden?

Morbus Crohn betrifft in unseren westlichen Industriestaaten bei 1.000000 Menschen etwa 7 – 8. MC ist also nicht gerade eine Volkskrankheit.

Selbst unter den MC Patienten fühlte ich mich mit meinem Stoma als Außenseiter.

Nachdem ich mich nach dem Lesen des Kurplans etwas beruhigte, bat ich die Stationsschwester um ein erneutes Gespräch mit dem Arzt, der mich aufgenommen hatte.

Diesbezüglich hatte ich Glück. Obwohl es inzwischen später Nachmittag war und die meisten Doktoren schon Feierabend hatten, war mein Lieblingsdoktor noch im Haus. Er war zum Nachtdienst eingeteilt.

Die Schwester vergab einen Termin kurz nach dem Abendbrot.

Auch im Speisesaal der Klinik wurde ich an einen Tisch mit Stomapatienten gesetzt. Ich saß zusammen mit einem CU Patienten und zwei Krebspatienten.

Nachdem ich mich kurz vorgestellt hatte, führten sie ungezwungen ihr Gespräch fort. Thema: Stoma!

Ich hörte, wie der Colitis-Ulcerosa-Patient von seinem AP geradezu schwärmte. Nach vielen Jahren fühlte er sich endlich wieder gesund. Zunächst habe er einige Jahre mit einem Pouch gelebt, erzählte er. Doch dieser habe sehr schnell eine Pouchitis entwickelt, die nicht in den Griff zu bekommen gewesen sei.

Schließlich habe er sich für ein Stoma entschieden.

Ich beteiligte mich nicht an dem Gespräch. Ich schwieg.

Die Krebspatientin, die direkt neben mir saß, fragte mich besorgt, ob es mich stören würde, wenn über dieses eher unappetitliche Thema bei Tisch gesprochen würde. Schnell und unangenehm berührt verneinte ich.

Nur mit halbem Ohr hörte ich zu.

War mir dieses Thema unangenehm?

Ich grübelte darüber nach.

Wo, wenn nicht in einer Klinik, konnte man über solch ein sensibles, von Tabus behaftetes Thema reden?

In einer Klinik, die sich auf MC und CU Patienten spezialisierte. Mit fantastischen Ärzten, kompetentem Personal und zwei Stoma-Therapeutinnen, die sich aufopfernd um ihre Patienten kümmerten.

Wo, wenn nicht in dieser Klinik, konnte man offen über einen Anus praeter reden?

Seit Jahren kam ich in diese Klinik. Ließ mich dort behandeln. Vertraute mich vielen Menschen, die dort arbeiteten an. Angefangen bei der „Bettenfrau" bis hoch in die Chefetage. Nur zwei Menschen war ich in all den Jahren konsequent aus dem Wege gegangen. Erika und Silke!

Schon oft waren mir die Beiden auf den Fluren begegnet. Wir grüßten uns im Vorbeigehen. Mehr ließ ich nicht zu.

Unglaublich viel Gutes berichteten mir Patienten, die ich im Laufe der Jahre dort kennenlernte, von den Beiden.

Erika und Silke hatten eine riesige Fangemeinde. Die ganzen Jahre hörte ich nie etwas Negatives von ihnen. Alle Mitpatienten beschrieben sie als sympathisch, hilfsbereit, kompetent und vieles mehr.

Doch ich ging ihnen aus dem Weg. Vermied jeglichen Kontakt mit ihnen, als hätten sie die Pest.

Erika und Silke, die allseits beliebten Stoma-Therapeutinnen des Bad Hersfelder Kranken- und Kurhauses für Stoffwechselkrankheiten.

Ich war ihnen die ganzen Jahre erfolgreich aus dem Weg gegangen. Und dies hatte ich noch nicht einmal bemerkt. Handelte nicht bewusst so.

Als habe mein Unterbewusstsein mir mein Handeln diktiert. Ich sträubte mich innerlich so sehr gegen einen AP, dass ich diese liebenswerten Menschen einfach mied. Solange ich keinen Kontakt zu Erika und Silke hatte, brauchte ich mir weiter keine Gedanken um ein Stoma machen. Solange ich ihnen aus dem Weg ging, blieb mir der Beutel am Bauch erspart, schien mein Unterbewusstsein mir zu suggerieren.

Diese Gedanken irrten durch meinen Kopf, als ich das Abendbrot zu mir nahm und unkonzentriert meinen Tischnachbarn zuhörte, die sich immer noch angeregt unterhielten.

Ich muss meinen Tischnachbarn sehr ignorant und eingebildet erschienen sein.

Ich saß mit Menschen an einem Tisch, die mit ähnlichen Problemen konfrontiert waren wie ich, doch ich fühlte mich ihnen nicht zugehörig.

Nach dem Abendbrot ging ich unverzüglich zu meinem Termin mit dem Doktor.

Nach einer kurzen Begrüßung kam ich unumwunden zu meinem Problem. Ich sagte ihm, ich wolle keine Anwendungen, die das Wort Stoma beinhalten.

Mein Doc sah mich ungläubig an. Verstand mich zunächst nicht. Doch ich blieb hartnäckig. Gerade er hatte mir immer wieder die Vorzüge eines Stomas angepriesen.

Ich fragte ihn, warum ich nicht zur normalen Gymnastik, oder zum Schwimmen dürfe. Fragte ihn, warum ich nicht mit meinem Stoma ins Schwimmbad dürfe, um mit Menschen ohne Stoma zu schwimmen.

Schnell stimmte er meinem Wunsch zu. Am nächsten Tag sollte ich meinen neuen Kurplan bekommen. Allerdings unter der Bedingung, die Stomagruppe, die Erika und Silke leiteten, regelmäßig zu besuchen.

Ich hatte mich zwar schon vor der OP gut informiert. Auch in Leverkusen bekam ich viele Infos. Zudem löcherte ich Ulrich und einige Patienten, die ich in der Klinik kennenlernte, mit Fragen, doch es waren trotzdem noch einige übrig geblieben.

So stimmte ich bereitwillig seiner Bedingung zu.

An diesem Abend diskutierten wir noch sehr lange. Am Ende unseres Gesprächs sah ich noch eindeutiger, wie wichtig es für die meisten Patienten mit neuem Stoma war, den Umgang damit zunächst unter Betroffenen zu erlernen.

Vielleicht hatte ich diese Stufe durch Ulrich übersprungen. Er hatte mir schon unzählige Fragen beantwortet. Ich hatte ihn häufig beim Versorgungswechsel beobachten dürfen. Er lebte schon einige Jahre als Känguru und ging inzwischen relativ ungezwungen damit um.

Mit Erika und Silke freundete ich mich sehr schnell an. Sie waren sehr hilfsbereit und man konnte sie unkompliziert auf den Fluren ansprechen. Sie schienen überall gleichzeitig zu sein.

Egal, wo ich mich im Haus befand, eine der Beiden begegnete mir. Sie eilten von einem zum nächsten Patienten und strahlten trotzdem Ruhe aus.

Sie halfen im Verbandszimmer aus, klebten Versorgungen von gerade zuvor gespiegelten Patienten, die noch beduselt auf dem Untersuchungstisch lagen. Kurz darauf eilten sie beispielsweise zu einer alten Dame, die es nicht so schnell erlernte, mit der neuen Tüte am Bauch klarzukommen und hilflos im kleinen Bad ihres Zimmers herumhantierte, ohne den gewünschten Erfolg zu erzielen.

Dabei waren die Zwei immer gut gelaunt.

Irgendwie hatte Fred herausbekommen, dass ich mich in Hersfeld aufhielt. Unerwartet stand er vor meiner Zimmertür. Kurz entschlossen und mit mulmigem Gefühl, ging ich mit ihm in das Café, welches sich in der Klinik befand.

Während wir unseren Kaffee tranken, kam schnell eine Unterhaltung zustande. Zu meiner Überraschung saß Fred entspannt neben mir. Er schien sich damit abgefunden zu haben, dass ich ihn verließ.

Ich freute mich sehr und glaubte tatsächlich, eine freundschaftliche Beziehung zu ihm aufbauen zu können. In meiner Euphorie erzählte ich Fred von meinem Stoma.

Es schien so leicht zu sein, mit ihm darüber zu reden. Er hörte mir geduldig zu. Lächelte mich an. Schien unbefangen mir gegenüber.

Alles war so vertraut in seiner Gegenwart.

Am späten Nachmittag begleitete ich ihn zum Auto, um mich zu verabschieden. Dort angekommen, lies er seine Maske fallen. Seine Augen sahen mich hasserfüllt an, als er zu mir sagte:

„So, nun hast du, was du verdienst, du Beutelratte!“

Noch einmal hatte er es geschafft, mich tief in meinem Herzen zu verletzten. Noch einmal schaffte er es, mich zum Weinen zu bringen. Diese hasserfüllten Worte, die er mir entgegen spie, brannten sich tief in mein Hirn.

Diese Worte verhinderten, dass ich Fred jemals wieder vertraute.

Beutelratte!

Dieses Wort schloss alle Türen zu meinem Herzen für Fred. Endlich konnte ich Fred ohne schlechtes Gewissen aus meinem Leben verbannen.

Ich hasste ihn nicht. Doch meine Liebe zu ihm starb endgültig an diesen Tag.

Heute lebt Fred zurückgezogen und allein. Er ist ein einsamer Mensch geworden. Manchmal laufen wir uns über den Weg und trinken einen Kaffee zusammen.

Reden über Belanglosigkeiten. Persönliche Dinge habe ich ihm nie wieder anvertraut. Heute bin ich mir absolut sicher, richtig gehandelt zu haben, als ich mich von Fred trennte …

Manchmal denke ich immer noch an ihn, doch ich kann nur noch Mitleid für ihn empfinden.

An diesem Abend rief ich noch einmal Uwe an. Ich kann nicht sagen, warum ich dies tat. Ohne nachzudenken, wählte ich seine Nummer. Nach kurzem Klingeln hörte ich seine Stimme in der Leitung.

Nach kurzer Begrüßung und einigem Geplänkel erzählte ich Uwe, dass ich mich von Fred getrennt habe.

Ich hatte zuvor nicht darüber nachgedacht, was er dazu sagen könnte. Hatte mir überhaupt keine Gedanken über eine Reaktion seinerseits gemacht. Womit ich aber sicher nicht rechnete, war das leise „Klick“ in der Leitung.

Uwe hatte den Hörer einfach aufgelegt. Hatte die Verbindung unterbrochen.

Dieses leise „Klick“ fuhr wie ein Messer durch mein Herz. Für einen kurzen Moment schien die Welt für mich stehen zu bleiben.

Ich hörte nie wieder etwas von Uwe. Rief ihn nie wieder an. Doch ich denke noch oft an diese große Liebe und hoffe sehr, er ist glücklich.

In den letzten Wochen hatte sich unglaublich viel ereignet. Ich überstand eine schwierige OP. Fred verletzte mich noch einmal mit Worten. Und Uwe zerschnitt den dünnen Faden, der uns noch verband.

Ereignisse, die meine Seele nicht streichelten.

Nach außen war ich die Alte. Das Strahlefrauchen. Ich erzählte niemanden von dem Chaos, das in mir tobte.

Brav ging ich zu meinen Anwendungen. Freundete mich mit Mitpatienten an und unternahm das ein oder Andere mit ihnen. Bald konnte ich wieder aufrecht gehen. Niemand sah mir an, dass ich eine elfstündige OP hinter mir hatte.

Ich kaufte mir neue Kleidung, die nicht mehr so figurbetont war. Kaufte große bunte Tücher, die ich über meinen Bauch drapierte, um die kleine Beule, die sich abzeichnete, wenn sich der Beutel mit Kot füllte, zu kaschieren.

Immer noch wäre ich am liebsten davongelaufen, wenn ich merkte, dass Kot in meinen Beutel drang. Vor allem, wenn ich im Speisesaal saß. Doch ich zwang mich, ruhig zu bleiben. Ich gewöhnte mir an, unauffällig nach meinem Bauch zu tasten, um mich zu vergewissern, ob ich „dicht“ war.

Die Klinik wurde von den Patienten oft scherzhaft als „Palast der Winde“ bezeichnet. Pupsen ist in unserer Gesellschaft eine heikle Sache. Jeder tut es, doch niemand spricht darüber. Entweicht jemanden unkontrolliert ein Pups, ist er peinlich berührt.

Die einzigen menschlichen Wesen, die ungeniert ihre Winde entweichen lassen dürfen, sind Babys.

Babys dürfen pupsen und rülpsen. Jede Mutter freut sich,

wenn ihrem Kind nach dem Essen ein „Bäuerchen“ entweicht. Jede Mutter freut sich, wenn es in der Pampers des Babys knattert. Pupst und rülpst ein Baby, ist es gesund.

Doch sobald das Baby zu einem Kleinkind herangewachsen ist, wird es dazu erzogen, seine Pupse und Rülpser zu unterdrücken. Zu kontrollieren.

Schnell lernen wir: Pupsen und Rülpsen sind in der Öffentlichkeit verboten!

Nun ja, der „Palast der Winde“ gehört wohl zu den wenigen Orten, wo man noch relativ ungeniert pupsen darf. Natürlich auch nur dann, wenn man nicht anders kann!

Nach einer Darmspiegelung den mit Luft vollgepumpten Darm unter Kontrolle zu behalten, ist eine äußerst schwierige Angelegenheit.

Unweigerlich hört man in einer Klinik für Verdauungskrankheiten den einen oder anderen, knatternd über die Flure schlurfen.

Die Duftspur, die hierbei hinlassen wird, wird geflissentlich von Mitpatienten und Personal ignoriert.

Mein Geruchssinn bezüglich dieser pikanten Duftspuren hatte sich seit der OP verschärft. Ich witterte sie wie ein Spürhund seine Beute. Und das Schlimme war: Ich fühlte mich dafür verantwortlich!

Am furchtbarsten war es im Aufzug. Glaubte ich dort etwas Verdächtiges zu riechen, sah ich beschämt zu Boden. Sobald sich die Tür des für kurze Zeit, hermetisch abgeriegelten kleinen Raums öffnete, floh ich hinaus.

Ich konnte den mit Kohlefiltern versehenen Beuteln einfach nicht vertrauen. Glaubte, ständig als Stinker herumzulaufen.

Uwe, dem ich von meinen Bedenken erzählte, versicherte mir immer wieder, dass bei den modernen

Versorgungen selten Gerüche nach außen dringen.

Mein Verstand sagte mir, dass Uwe recht hatte. Bevor ich selbst einen AP bekam, war mir nie ein Stomapatient als „Stinker“ aufgefallen.

Doch nun glaubte ich, für alle unangenehmen Gerüche verantwortlich zu sein.

Auch außerhalb der Klinik.

Frisch mit Gülle gedüngte Wiesen roch ich schon, bevor ich sie sehen konnte. Ein Klärwerk witterte ich schon meilenweit vorher. Öffentliche Toiletten fand ich nun, ohne nach den Hinweisschildern zu sehen. Sämtliche Pupse, die irgendwelchen Menschen innerhalb meines hypersensiblen „Fäkalgeruchssinns“ entwichen, schrieb ich ausnahmslos auf mein Konto.

Ich machte gerade meinen Mittagsschlaf, als mich das Klingeln meines Telefons weckte. Verschlafen meldete ich mich und Ulrich trällerte fröhlich:

„Hallo Rosa, Lena und ich sind gerade in der Nähe und kommen gleich zu dir in die Klinik. Ich möchte Lena die Klinik zeigen und hierbei die Gelegenheit nutzen, dich zu besuchen“.

Augenblicklich war ich hellwach.

Lena, Ulrichs Frau, schoss es mir durch den Kopf!

Ich stotterte:

„Du kommst mit Lena her? Du spinnst wohl!“

Doch Ulrich erwiderte fröhlich:

„Ich freu mich auch. Wir sind in etwa 20 Minuten da!“

Ich erwiderte erschrocken: „Nein!“

Doch Ulrich hatte schon aufgelegt.

Überstürzt und entsetzt sprang ich aus dem Bett. Während ich mir meine Klamotten anzog, versuchte ich meine Gedanken zu ordnen.

Was sollte das denn jetzt?

Ulrich besuchte mich immer mal überraschend. Doch nun kam er mit seiner Frau!

Schon als er mich mit seinen Kindern besuchte, war ich sehr aufgeregt. Hatte Angst irgendetwas Falsches zu sagen.

Doch nun kam er mit seiner Frau! Ich wusste, dass Ulrich von mir erzählt hatte. Doch für Lena war ich Ulrichs gute Bekannte. Eine Freundin, die er in seiner letzten Kur kennengelernte. Eine Freundin, die er hin und wieder besuchte.

Sie wusste nichts von unserer Affäre.

Oder doch?

Waren wir aufgeflogen?

Ahnte Lena etwas von unseren heimlichen Treffen?

Würde sie mir in wenigen Minuten eine Szene machen?

Mich zur Rede stellen?

Kurz dachte ich darüber nach, in den nahen gelegenen Kurpark zu gehen. Mich dort zu verstecken.

Doch was, wenn Lena immer noch ahnungslos war?

Wie sollte Ulrich Lena erklären, dass ich spurlos verschwunden war?

Schnell ging ich hinunter in die Eingangshalle, um die beiden dort zu empfangen. Wie ein Tiger im Käfig lief ich auf und ab.

Ulrich erzählte mir nicht viel von seiner Frau. Und ich verdrängte die meisten Gedanken an sie. Wollte nichts von ihr wissen, um mein Gewissen nicht noch mehr in Konflikte zu bringen.

Als die Beiden auf mich zu schlenderten, versuchte ich, aus Ulrichs Mimik zu lesen. Er schien vollkommen ruhig und gelassen zu sein.

Bei jedem Schritt, den sie näher auf mich zukamen, pochte mein Herz lauter. Nur schwer bändigte ich meinen Impuls, davonzulaufen.

Lena lächelte mich an, streckte mit freundlich und scheinbar unbefangen ihre Hand entgegen und sagte: „Schön dich endlich kennenzulernen. Unsere Kinder sind vollkommen begeistert von dir und eurem Ausflug auf den Ponyhof.“

„Freut mich auch“, quetschte ich aufgeregt heraus.

Sofort übernahm Ulrich das Gespräch. Erzählte von der

spontanen Idee seiner Frau, mich zu besuchen.

Er redete ununterbrochen. Wir saßen inzwischen im Aufenthaltsraum und ich hatte mich etwas beruhigt. Lena schien tatsächlich völlig ahnungslos zu sein. Nach kurzer Zeit trug sie lebhaft zum Gespräch bei. Ich hörte meist schweigend zu.

Später schlenderte ich hinter den Beiden her, während Ulrich gestikulierend und wortreich Lena die Klinik zeigte. Am Ende unseres Rundgangs lud Lena mich zu allem Überfluss zum Kaffee ein.

Ich lehnte die Einladung mit den Worten: „Danke für die Einladung, Lena, doch ich bleibe lieber in der Klinik. Genießt Euren kinderfreien Tag."

Ulrich stand hinter Lena und seine dunkelbraunen Augen sahen mich bohrend und fragend an. Unmerklich schüttelte er leicht den Kopf und bedeutete mir, die Einladung anzunehmen.

Doch ich dachte gar nicht daran. Die Stunde, die Lena und Ulrich in der Klinik waren, kam mir endlos vor. Ständig rechnete ich mit einer Katastrophe. Hatte Angst mich zu verraten.

Unerwartet stellte ich schon nach ein paar Minuten fest, dass Lena mir unglaublich sympathisch war. Dies machte alles noch schwieriger. Von der ersten Minute an erkannte ich, welch liebevolle und aufopfernde Mutter Lena war.

Ich begriff, dass Lena sich im Laufe ihrer Ehe und durch die Neurodermitis ihres Sohnes zu einem beschützenden Muttertier entwickelte. Sie konzentrierte sich so sehr auf das Wohl ihrer Kinder, dass Ulrich sich als Außenseiter fühlte. Er wurde zwar als Vater, doch nicht mehr als Mann wahrgenommen.

Ich glaubte, hätte Lena nur einen Bruchteil ihrer überschwänglichen Liebe zu ihren Kindern für Ulrich übrig, wären die Beiden das perfekte Paar. Nur hier und da ein kinderfreier Tag, an dem Lena Ulrich ihre uneingeschränkte Aufmerksamkeit schenkte und ich hätte niemals die Chance gehabt, Ulrichs Liebchen zu werden.

Als wir uns verabschiedeten, umarmte mich Lena herzlich.

Winkend stand ich am Fenster, während unaufhaltsam Tränen in meine Augen traten. Doch ich lächelte. Ulrich drehte sich noch einmal um und sah zu mir hinauf. Sein Blick war traurig und leer. Ich lächelte und winkte ihm zu. Kurz bevor die Beiden aus meinem Blickfeld verschwanden, sah ich Lena nach Ulrichs Hand greifen. Händchen haltend spazierten sie davon …

Um Fassung ringend stand ich noch ein paar Minuten am Fenster und schaute ins Leere. Schließlich schlich ich auf mein Zimmer, um dort bitterlich zu weinen.

Mir war klar geworden, dass ich Lena niemals ihren Mann wegnehmen durfte. Wäre sie nicht die Frau von Ulrich gewesen, hätte es eine Freundin von mir werden können. Ich schloss Lena von der ersten Minute in mein Herz.

Spät abends klingelte das Telefon und Ulrich war in der Leitung. Ich versuchte ihm zu erklären, was ich empfand, als ich Lena kennenlernte.

Letztlich beendete ich unsere Affäre.

Wir weinten gemeinsam am Telefon. Weinten um unsere gemeinsame Zeit, die nun zu Ende ging. Weinten um die wenigen zärtlichen Augenblicke, die wir miteinander erlebten.

Ich beschloss, den Kontakt zu Ulrich vollkommen abzubrechen. Ulrich nur eine gute Freundin sein, konnte ich nicht.

Am nächsten Tag meldete ich das Telefon ab. In der Klinik war ich nun für Ulrich nicht mehr erreichbar.

Zu frisch waren noch die Wunden. Ich wollte Ulrichs warme männliche Stimme nicht hören.

Die letzten Tage in der Reha zog ich mich noch mehr zurück. Stundenlang saß ich Kurpark an dem kleinen Teich und dachte über mein Leben nach.

Ich war Anfang dreißig, Rentnerin, und Single. Ich fragte mich, wie mein Leben weiter gehen sollte. Ich fühlte mich allein und glaubte, den Rest meines Lebens Single zu bleiben.

Wer wollte schon eine Frau Anfang dreißig, Rentnerin mit

einem narbigen Bauch, an dem nun auch noch ein Beutel war?

Obwohl ich nach der OP relativ schnell wieder körperlich fit war, fühlte ich mich elend. Mein Selbstbewusstsein war wieder auf dem Nullpunkt.

Ein kleiner Ausschnitt aus dem Abschlussbericht der Klinik an die Bundesversicherungsanstalt für Angestellte:

Am 08.04.1993 Entlassung der Patientin in die ambulante Weiterbehandlung. Sie fühlte sich bei der Entlassung gut erholt, etwas gekräftigt, stabilisierter. Ihr Körpergewicht blieb mit 49,7 kg stabil.

Letzte Medikation: Decortin® H 15 mg, Imurek® 150 mg, Quantalan® 2 Beutel, Kalzium Brause Tabletten 2x1, Vigantolette 1x1, Neurobion Dragees3x1, bei Bedarf 20 Tropfen Tramal®.

Engmaschige ambulante Weiterbehandlung der Patientin indiziert, für die Patientin sind bereits sind bereits zwei weitere Operationen geplant, sie wird sich diesbezüglich in der chirurgischen Klinik Leverkusen einfinden.

Anzuraten wäre für die Patientin eine Wiederholungs-Heilbehandlung für 1994.

Aus gastroenterologischer Sicht ist die Patientin derzeit nicht in der Lage, einer geregelten beruflichen Tätigkeit nachzugehen. Nach Ablauf der Zeitberentung im Frühjahr 1993 halten wir eine erneute Zeitberentung der Patientin erforderlich! Die Zukunftsperspektiven waren nicht gerade prickelnd.

Bei dem Legen des zentralen Zugangs wurde ein Nerv verletzt und mein linker Arm schmerzte nach der OP eine Zeit lang. Unter den Neurobin Dragees und der entsprechenden Heilgymnastik nahmen die Symptome kontinuierlich ab.

Ansonsten lief die Operation wie geplant und ohne weitere Komplikationen.

In der AHB wurde ich wieder soweit hergestellt, dass ich allein und ohne Hilfe im Alltag zurechtkam.

Allerdings sah mein Alltag nun anders als zuvor aus. An ein

Berufsleben war zu dem Zeitpunkt nicht zu denken.

Ich rate jedem, der eine große Operation hinter sich hat, zu einer Anschlussheilbehandlung. Eine AHB muss noch im Krankenhaus beantragt und vom Arzt befürwortet werden. Spätestens 14 Tage nach dem Krankenhausaufenthalt muss eine AHB angetreten werden. Kostenträger ist entweder die Krankenkasse oder die Deutsche Rentenversicherung.

Im Falle einer privaten Krankentagegeldversicherung kann eventuell eine Inanspruchnahme geltend gemacht werden.

Ebenso wie bei einem Krankenhausaufenthalt, ist pro Tag einer Anschlussheilbehandlung eine Zuzahlung von zehn Euro zu leisten.

Wenn eine Krankenkasse Träger ist, sind maximal 28 Tage im Kalenderjahr zu zahlen.

Übernimmt die Rentenversicherung die Kosten der AHB, sind die Zuzahlungen auf 14 Tage im Jahr gegrenzt.

Zuzahlungen, die im gleichen Jahr bereits an ein Krankenhaus entrichtet wurden, werden angerechnet.

Anschlussheilbehandlungen können ambulant, stationär sowie teilstationär durchgeführt werden.

Für mich waren und sind die AHB`s überaus wichtig.

Für welche Klinik oder Art der AHB man sich letztlich entscheidet, ist individuell unterschiedlich.

Dass ich mich nach den OPs immer so schnell wieder erholte, führe ich zum großen Teil auf die individuell zugeschnittenen Reha-Maßnahmen zurück.

Von gesunden Menschen werden diese Maßnahmen oft belächelt und als Urlaub gesehen. Nach dem Motto: morgens Fango, abends Tango …

In meine erste Reha-Maßnahme ging auch ich zunächst sehr skeptisch. Nach dem wochenlangen Krankenhausaufenthalt wollte ich so schnell wie möglich wieder nach Hause in das normale Alltagsleben. Als mir die Sozialarbeiterin des Krankenhauses zum Ende des Aufenthaltes dringend zu einer AHB riet, lehnte ich zunächst ab. Nach einem sehr intensiven Beratungsgespräch stimmte ich nur zögerlich zu.

Erst als ich die Reha antrat, merkte ich, dass ich noch lange nicht wieder vollkommen hergestellt war.

Im Krankenhaus fühlte ich mich schon wieder stabil genug, um die täglichen Anforderungen des Alltags aufzunehmen. Doch ich war noch nicht soweit. Dies erkannte ich schon nach den ersten Anwendungen.

Die auf mich zugeschnittenen Anwendungen halfen mir sehr, wieder relativ fit zu werden.

Gerade bei chronisch Kranken ist eine Reha wichtig, denke ich. Die zusätzliche Auszeit vom Berufsleben und Alltag gibt Kraft.

Nach einer Reha fühlte ich mich meist stark genug, um wieder in das Berufsleben zurück zu können.

Doch nach dieser Reha war alles anders. Die Ärzte teilten mir unmissverständlich und ohne Wenn und Aber mit, dass ich in nächster Zeit nicht ins Berufsleben zurückgeführt werden konnte.

Sie rieten mir, mich in den nächsten Monaten voll auf meine Gesundheit zu konzentrieren.

Ich war enttäuscht. Enttäuscht von mir. Ich hatte es diesmal nicht geschafft, wieder soweit hergestellt zu sein, um in das Berufsleben zurückzukehren.

Bisher hatte ich dies trotz des schwierigen Verlaufs des MCs immer wieder hinbekommen, zumindest soweit wieder fit zu sein, um für meinen Lebensunterhalt selbst zu sorgen. Doch nun war ich an einem Punkt, an dem ich auch dies aufgeben musste.

Ich blieb weiterhin Rentnerin.

Etwa alle sechs Wochen fuhr ich in das Klinikum Leverkusen, um die Fadeneinlage in meiner Fistel kürzen zu lassen.

Ich reiste meist nachmittags an. Nachdem ich die übliche Anamnese hinter mir hatte, hatte ich meist einen Termin bei dem sehr guten und bekannten Professor und Gastroenterologen des Hauses. So ersparte ich mir zusätzliche Arzttermine bei einem Facharzt.

Bei dieser Gelegenheit wurden die nötigen Blutuntersuchungen gemacht sowie eine Ultraschalluntersuchung.

Ich versuchte diese kurzen Klinikaufenthalte immer so zu legen, dass ich an den Treffen der Selbsthilfegruppe, die in der Klinik stattfanden, teilnehmen konnte.

Da diese am frühen Abend erfolgten, war ich so ein wenig abgelenkt und dachte nicht so intensiv über den am nächsten Tag bevorstehenden Eingriff nach.

Das Ziel der Operationen war, die nahe am Schließmuskel gelegene Fistel auszumerzen.

„Mein“ Professor erklärte mir Folgendes:

Ein Socken…

Man stelle sich vor, mit der Hand in einen Socken zu greifen. Im Zehenbereich ist innen ein Faden angebracht, an dem man etwas zieht.

Was passiert?

Der Socken zieht sich ein wenig nach innen. Zieht man weiter an dem Faden, dreht der Socken sich letztlich auf links.

Was das mit einer Fistel zu tun hat?

Durch den Fistelgang ist ein Faden gelegt. Dieser Faden wird bei jeder Operation etwas verkürzt. Dadurch zieht sich in den folgenden Wochen der Fistelgang etwas zusammen. Mit etwas Glück und nach einigen Eingriffen ist so die Fistel am Ende verschwunden.

Nach den OPs hatte ich meist leichte Sitzbeschwerden, die allerdings sehr gut auszuhalten waren. Schon nach zwei bis drei Tagen waren sie gänzlich verschwunden.

Ich war meinem heiß geliebten Professor sehr dankbar, dass er auch diese kleinen Eingriffe bei mir vornahm. Ich vertraute ihm inzwischen so sehr, dass ich kaum Angst vor den OPs hatte.

Mein Stoma sah ich weiterhin als notwendiges Übel. Der Umgang mit den Versorgungsmaterialien bereitete mir keinerlei Schwierigkeiten.

Nur wenigen Menschen in meinem näheren Umfeld erzählte ich von meiner Tüte am Bauch.

Nachdem ich mir selbst eingestand, dass niemand etwas von meinem neuen „Ersatzteil“ bemerkte, wurde ich wieder selbstbewusster. Ich wurde auch unternehmungslustiger.

Nach langer Zeit konnte ich wieder an öffentlichen Veranstaltungen teilnehmen, ohne ständig nach einer Toilette Ausschau zu halten. Oft fuhr ich in das nahe gelegene Köln und bummelte durch die schöne Altstadt. An sonnigen Tagen hielt ich mich oft stundenlang am Rhein auf.

Auch mein Hobby, die Malerei, half mir, mich besser zu fühlen. Oft saß ich stundenlang in der Natur und zeichnete.

Nach einigen Wochen half ich hin und wieder, in dem Hotel aus.

Mein Leben wurde langsam wieder lebenswert.

Durch den Anus praeter konnte ich wieder regelmäßiger essen. Dass während des Essens unkontrolliert Stuhl in den Beutel drang, störte mich bald nicht mehr.

Im Unterbewusstsein tastete ich nachts nach dem Beutel und war es an der Zeit ihn zu wechseln, wurde ich unwillkürlich wach. Meist brauchte ich den Beutel nur einmal in der Nacht zu wechseln. Es kam nur sehr selten vor, dass ich „undicht“ wurde.

Die Basisplatte wechselte ich alle 2-3 Tage.

Ich gehörte nicht zu den vielen Patienten, die sich sofort wohl mit dem AP fühlten, doch ich arrangierte mich mit der für mich vorübergehenden Situation.

Da ich nun nur noch sehr selten etwas dazu verdiente, war meine finanzielle Situation nicht rosig, aber ich kam zurecht.

Langeweile kannte ich nicht. Ich las viel. Ich besuchte einige Kurse der Volkshochschule. Da es mir finanziell nicht möglich war, größere Reisen zu machen, sah ich mir die Umgebung von Köln an. Ich ging in Museen und nahm an vielen kulturellen Veranstaltungen teil.

Regelmäßig besuchte ich meine Eltern und verbrachte dort einige Tage im Monat.

Mein Hausarzt, der mich viele Jahre begleitete, ging in den Ruhestand und eine junge Ärztin übernahm die Praxis. Ich war sehr überrascht, als ich herausfand, dass sie die Schwester meines Gastroenterologen in Hersfeld war. Ein wirklich glücklicher Zufall, denn sie war in einem engen Kontakt mit ihm und daher immer auf dem neuesten Stand in Sachen Morbus Crohn.

Rasch wurde sie eine meiner besten Freundinnen und stand mir immer mit Rat und Tat als Freundin sowie als Ärztin bei.

In der unumstößlichen Überzeugung, mein Stoma irgendwann wieder zurückverlegen zu lassen, ließ ich weiterhin die Fingerbougierungen in Bad Hersfeld machen.

Ich blieb Single und fühlte mich wohl dabei. Ich fühlte mich nicht einsam, denn ich hatte inzwischen wieder einen eigenen Freundeskreis. Zu den Freunden, die ich durch meinen MC kennenlernte, kamen einige Gesunde, nicht Betroffene hinzu.

Ich kann heute nicht mehr sagen, ob mich der Beutel an meinem Bauch daran hinderte, einen Mann in mein Leben zu lassen, oder einfach die Tatsache, dass ich die neu erworbene Freiheit genoss.

Mein Leben hatte keine besonderen Höhen oder Tiefen.

Immer noch hatte ich Tage, an denen es mir nicht besonders gut ging. An diesen Tagen zog ich mich in meine Wohnung zurück. Meinem neu gewonnenen nicht betroffenen Freundeskreis versuchte ich zu erklären, warum dies so war. Ich weiß nicht, ob sie mich wirklich verstanden, doch sie akzeptieren, dass ich manchmal nicht erreichbar für sie war. Dass ich mich hier und da für einige Tage zurückzog.

Die Zeitrente wurde um zwei Jahre verlängert, mein Schwerbeschädigtenausweis von 70 % auf 100 % erhöht.

Am 30.06.1994 hoffte ich mich zu irren, als ich meinen Abschlussbericht aus Bad-Hersfeld las. Ich war unglaublich enttäuscht, als ich bemerkte, dass ich mich nicht irrte.

Ein kleiner Abschnitt: Das Allgemeinbefinden der Patientin war insgesamt als recht gut einzustufen, sie beklagte lediglich rezidiv auftretende Schmerzen im Unterbauch. Die Stomaversorgung bereitet Frau Cotilis nach eigenem Bekunden keinerlei Probleme, sie fühlt sich jedoch nach wie vor durch das angelegte Stoma psychisch sehr stark belastet. Ob eine Rückverlegung des doppelläufigen Sigmastomas möglich ist, angesichts des ausgeprägten Fistelleidens, muss abgewartet werden, ist jedoch eher unwahrscheinlich.

Zum weiteren Vorgehen haben wir Frau Cotilis empfohlen, die selbsttätig vorgenommenen Bougierungen des Analkanals weiter fortzusetzen. Vermutlich ist eine Bougierungstherapie im weiteren Verlauf nicht mehr erforderlich.

Als ich die Bedeutung dieser Zeilen erfasste, war ich am Boden zerstört. Ich war traurig, wütend und verzweifelt.

Ich fasse die Zeilen mal in meinen Worten zusammen:

Bis auf leichte Unterleibsschmerzen ging es mir gut. Die Tüte an meinen Bauch zu kleben, war keine besondere Kunst und bereitete keine Schwierigkeiten. Warum auch? Ich war weder blöd noch ungeschickt!

Natürlich belastete mich diese verflixte Tüte am Bauch! Ich war gerade 33 Jahre jung. Schon die wulstigen Narben, die bei den vorhergegangenen OPs entstanden waren, fand ich nicht schön. Ich war nicht weniger eitel als andere Frauen. Und nun sollte ich mich mit diesem Fremdkörper abfinden? Als Übergangslösung konnte ich damit umgehen, doch nicht für den Rest meines Lebens!

Und warum sollte ich meinen Analkanal weiter bougieren, wenn eh keine Rückverlegung möglich war? Warum sollte ich mir weiterhin Schmerzen zufügen? Warum sollte ich weiterhin meinen Schließmuskel trainieren, wenn ich ihn doch nicht mehr brauchen würde?

Was sollte das?

Wütend rief ich in der Klinik an, ließ mich mit meinem behandelnden Arzt verbinden und fragte ohne Einleitung:

„Warum sagt mir niemand, dass eine Rückverlegung keinen Sinn macht?“

Ich hörte, wie der Doc tief einatmete. Konnte fast fühlen, wie er um Worte rang. Leise antwortete er:

„Weil wir Angst hatten, dass sie sich das Leben nehmen, wenn sie die Wahrheit erfahren.“

Immer noch wirbelten mir die Gedanken ungeordnet durch den Kopf. Immer noch war ich wütend und traurig. Tatsächlich fragte ich mich, ob ich so weiterleben wollte. Weiterleben konnte. Doch das Schlimmste war, das ich mich betrogen fühlte.

Mir war von vornherein bewusst, dass kein Arzt dieser Welt für die schlechten Prognosen verantwortlich war. Im Gegenteil. Nur durch die engmaschige Betreuung guter Ärzte war ich noch am Leben. Dessen war ich mir bewusst.

Meine größte Enttäuschung war, dass man mir nicht die Wahrheit sagte. Genau dem Arzt, den ich am anderen Ende der Leitung hatte, vertraute ich bedingungslos. Ich hätte niemals geglaubt, dass er mir bezüglich meines Crohns etwas verheimlichen würde. Und nun das!

Energisch sagte ich:

„Belügen sie mich nie wieder“, und legte ohne ein weiteres Wort auf.

In den folgenden zwei Stunden, während ich bitterlich weinte, mich bemitleidete, wurde mir letztlich deutlich klar, dass ich, Rosa Cotilis, weiterleben wollte.

Nein, ich würde nicht freiwillig ins Regenbogenland gehen. Keinen Selbstmord begehen. Der Crohn brachte mich bisher nicht um und ich würde weiterhin um möglichst viel Lebensqualität kämpfen.

Von diesem Tag an sah ich den Beutel an meinem Bauch anders. Ich fand ihn immer noch hässlich. Hätte vieles dafür getan, ihn los zu bekommen. Doch ich akzeptiere das Stoma. Es wurde für mich zu einem Hilfsmittel. Ein Hilfsmittel, das mir half, Dinge zu tun, die ich zuvor nur unter schwierigsten Bedingungen tun konnte.

Von diesem Tag an sah ich den Beutel an meinem Bauch wie andere Menschen eine Brille, die ihnen half, wieder normal sehen zu können.

Na gut, ich gebe zu, der Vergleich hinkt.

Einigen wir uns:

Ich sah den Beutel wie eine Brille, allerdings eine hässliche Brille. So eine, wie es sie früher als „Kassengestell" gab …

Kurz gesagt:

Mir wurde deutlich klar, dass mir mein Stoma zu einer akzeptablen Lebensqualität verhalf.

Inzwischen beruhigte ich mich wieder soweit, dass ich, ohne gleich loszuheulen, ans Telefon gehen konnte.

Es klingelte zuvor pausenlos, doch dies ignorierte ich zunächst.

Als ich endlich den Hörer abnahm, war Caroline, meine Hausärztin und Freundin in der Leitung. Mir war sofort klar, dass sie ihr Bruder aus Bad Hersfeld alarmiert haben musste.

Ohne Umschweife teilte ich ihr mit, dass niemand Angst um mich haben brauchte. Dass ich mich für ein Leben mit Morbus Crohn und seinen Unzulänglichkeiten entschieden habe ...

Noch am gleichen Abend rief ich den Bruder von Caroline an. Er war ein sehr guter und dabei einfühlsamer Arzt und genau deswegen vertraute ich ihm bisher so sehr.

Wir diskutierten sehr ausführlich über meine Situation.

Etwa zehn Jahre zuvor erzählte ich ihm, niemals mit einem Stoma leben zu können. Damals sagte ich zu ihm: „Wenn ich irgendwann mit einer Tüte am Bauch wach werde, springe ich aus dem Fenster".

Deswegen war er nicht ehrlich zu mir gewesen. Verschwieg, dass eine Rückverlegung in meinem Fall, wenig Sinn machte.

Mir wurde noch deutlicher bewusst, welch schwieriger Job es ist, ein wirklich guter Arzt zu sein.

Für einen Arzt muss es ein erhabenes Gefühl sein, wenn er Menschen mit heilbaren Krankheiten helfen kann, wieder vollkommen gesund zu werden.

Doch was ist mit jenen Menschen, die eine Krankheit haben, die chronisch ist? Oder gar tödlich?

Was geht in einem verantwortungsvollen Arzt vor, wenn er solch eine bittere Nachricht überbringen muss?

Wie kann er wissen, wie der Patient eine schlechte Prognose aufnimmt?

Mein Morbus Crohn hatte mich schnell erwachsen werden lassen.

Die Tatsache, die letzten Jahre des Öfteren ums nackte Überleben gekämpft zu haben, veränderte mich.

Vieles, was zuvor wichtig für mich war, wurde für mich nebensächlich. Einiges sah ich mit anderen Augen.

Meine Krankheit lehrte mich, intensiver zu leben.

Ich erinnere mich noch sehr genau an einen sonnigen Tag, an dem ich mich spontan entschloss, nach Köln zu fahren, um dort durch die Innenstadt zu bummeln.

Zunächst ging ich, wie fast jedes Mal, in den Dom.

Ich bin kein besonders gläubiger Mensch, doch wenn ich eine Kirche sehe und ein wenig Zeit habe, zieht es mich magisch an diesen Ort.

Von den dicken Mauern umgeben, die friedliche Stille um mich herum, der Weihrauchgeruch, die brennenden Kerzen und die vereinzelt betenden Menschen, scheinen sich die Probleme, die mich gerade beschäftigen, zu ordnen.

An diesem Tag saß ich lange in einer Bank und ließ meinen Gedanken freien Lauf.

Die Ereignisse der vergangenen Monate bewegten sich ungeordnet durch meinen Kopf. Ich ließ es geschehen. Suchte nicht, wie gewohnt, nach Lösungen.

Ich kann nicht sagen, wie lange ich dort saß, doch irgendwann bemerkte ich, dass mein Kopf irgendwie leer war. Ich grübelte nicht mehr. Es war so, als habe jemand eine Reset-Taste in meinem Kopf gedrückt.

Etwas benommen verließ ich den Dom. Als ich in der prallen Sonne auf der Domplatte stand, kam mir alles unwirklich vor. Unschlüssig, was ich nun tun sollte, setzte ich mich auf eine der Treppenstufen vor dem Dom.

Ich beobachtete das hektische Treiben um mich herum.

Alle Menschen schienen es irgendwie eilig zu haben. Männer in Anzügen, mit Aktenkoffern unterm Arm, hasteten an mir vorbei. Ich beobachtete eine japanische Reisegruppe, die im Eiltempo Fotos vom Dom knipste und wieder hastig verschwanden.

Einige Kinder mit schweren Ranzen auf dem Rücken rannten an mir vorbei.

Eine Mutter blaffte ihr Kleinkind, das die Tauben auf dem Domplatz mit einigen Pommes aus einer Tüte füttern wollte, ungeduldig an. Auch sie schien keine Zeit zu haben und ermahnte das Kind eindringlich nicht herumzutrödeln.

Alle Menschen schienen irgendein Ziel zu haben, das sie schnellstmöglich erreichen wollten.

Ein älteres Paar fiel mir in diesem Getümmel besonders auf. Die Beiden kamen nur sehr langsam voran. Die alte Dame schob einen Rollator vor sich her, und nach ein paar Metern setzte sie sich immer wieder auf den Rollator, um sich auszuruhen. Sie schien außer Atem, doch sie lächelte.

Als die Beiden auf Augenhöhe mit mir waren, machten sie wieder ein kleines Päuschen. Der alte Mann schien besorgt zu sein und ich sah, wie er einen aufgegangenen Knopf an der Bluse der Frau verschloss. Seine knochigen Finger zitterten dabei. Doch auch er lächelte. Kurz bevor die Beiden weitergingen, sah ich, wie der alte Mann seiner Frau einen Kuss auf die Lippen gab.

Diese Szene rührte mich sehr. Während ich den Beiden, die langsam aus meinem Blickfeld verschwanden, hinterher sah, rannen Tränen meine Wangen hinunter.

Aus dieser unwirklichen Stimmung wurde ich durch eine dunkle Männerstimme hinausgerissen:

„Kann ich ihnen irgendwie helfen? „

Als dieser Satz in mein Bewusstsein drang, fühlte ich mich zunächst nicht angesprochen. Trotzdem sah ich mich um und entdeckte einen Mann, der in einem Rollstuhl saß, direkt vor mir. Er lächelte mich an und fragte erneut:

„Kann ich ihnen helfen?“

Erst jetzt fühlte ich mich angesprochen. Wurde mir bewusst, was für ein merkwürdiges Bild ich abgeben musste.

„Alles in Ordnung“, erwiderte ich, während ich ein Taschentuch hervorkramte, meine Tränen abwischte und mir die Nase putze.

„Wirklich?“, entgegnete der Mann.

Ich stand schnell auf und zupfte verlegen an meiner Kleidung herum. Der Mann sah nachdenklich zu mir hoch.

Die Situation war mir unglaublich peinlich. Ein fremder Mann, der noch dazu in einem Rollstuhl saß, bot mir seine Hilfe an.

Ich wusste nicht, wie ich mich verhalten sollte. Da es mir unangenehm war, zu ihm hinunter zu blicken, setzte ich mich schnell wieder auf die Stufe, um auf Augenhöhe des fremden Mannes zu sein.

„Es muss ihnen nicht unangenehm sein, das sie zu mir hinunterschauen. So ist das nun mal, wenn ein Mensch im Rollstuhl sitzt. Ich bin es gewohnt, zu meinen Mitmenschen hinaufzuschauen. Womit ich nicht sagen will, dass ich zu allen Menschen aufschaue. Auch ich blicke von meinem Rollstuhl auf einige Menschen hinunter. Auch ich bin nicht frei von

Vorurteilen. Ich bin ein Mensch wie jeder andere, nur sehe ich etwas anders aus“.

Während er das sagte, bemerkte ich, dass seine Hände und Füße direkt an seinem Rumpf angewachsen waren. Die Füße steckten in klitzekleinen Turnschuhen und seine Hände hatten zwei Finger und eine Art Daumen.

Geschickt verwickelte mich der Mann in ein Gespräch. Schließlich lief ich neben ihm her durch die Altstadt von Köln. An einem Straßencafé setzten wir uns, plauderten weiter.

Er strahlte eine unglaubliche Fröhlichkeit aus. War selbstsicher und schien mit seinem Leben zufrieden zu sein. Unumwunden erzählte er von seinem Handicaps.

Rudi war etwa so alt wie ich. In den Sechzigern geboren. Ein „Conterganind“.

Kurz darauf sah ich eine hübsche junge Frau auf uns zukommen. Rudis Gesicht strahlte nun noch mehr. Die Frau beugte sich zu Rudi hinunter und drückte ihm einen herzhaften Kuss auf den Mund.

Während sie sich schwerfällig auf den freien Stuhl an unserem Tisch plumpsen ließ, sagte sie lachend:

„Ich bin wirklich froh, wenn ich bald wieder meine Füße sehen kann“.

Pias Schwangerschaft war nicht zu übersehen, denn sie war kurz vor ihrer Niederkunft.

Auch sie war mir sofort sehr sympathisch. Bevor wir uns verabschiedeten, tauschten wir unsere Adressen aus.

Wieder in meiner Wohnung angekommen, dachte ich noch lange über dieses seltsamen Nachmittag nach.

Die Stimmung, die mich im Dom überkam, war für mich unerklärlich.

Der Kuss des alten Ehepaares brachte mich zum Weinen.

Durch mein Weinen war Rudi auf mich aufmerksam geworden. Hatte mich angesprochen und mich in ein Gespräch verwickelt.

Gegen seine Handicaps schienen mein MC und mein AP lächerlich zu sein.

Trotzdem war Rudi ein außergewöhnlich lebensbejahender Mensch.

Bis heute gehören Rudi und seine Pia zu meinen Freunden. Pia hat kurz nach unserem Kennenlernen ein gesundes Mädchen geboren und somit Rudi zu dem stolzesten Vater, den ich kenne, gemacht.

Nach der Stillzeit ging Pia wieder arbeiten und Rudi wurde Hausmann. Als die kleine Stella in den Kindergarten ging, arbeitete Rudi wieder halbtags als technischer Zeichner …

Rudi ist immer noch ein Vorbild für mich. Er hat mir gezeigt, dass man auch mit körperlichen Handicaps ein vollwertiger Mensch ist.

Nach diesem denkwürdigen magischen Nachmittag wurde ich ein zufriedener Mensch.

Mein Morbus Crohn war weiterhin präsent, doch ich war mit meiner Lebenssituation weitgehend zufrieden.

Für mich sah es so aus, als ob ich nach Beendigung der Zeitrente wieder soweit hergestellt sein würde, um ins Arbeitsleben zurückgeführt werden zu können.

Trotz der 100 % auf meinem Schwerbeschädigtenausweis, fühlte ich mich in der Lage, einen Halbtagsjob anzunehmen.

Die letzten Monate vor Ablauf der Zeitrente begann ich, interessiert die Jobanzeigen zu durchforsten.

Ich arbeitete wieder häufiger in dem Hotel, und als Josef bemerkte, dass ich in den Anzeigen herumstöberte, bot er mir nach Ablauf der Rente einen festen Halbtagsjob an. Darüber freute ich mich sehr. Das Arbeitsklima war sehr gut und mit meinem Chef kam ich super klar.

Alles lief toll und ich war rundherum zufrieden …

… Bis zu jenem Tag, als ich meinen Vater zu einem Arzttermin begleitete.

Im Laufe der letzten Jahre war er immer schwerhöriger geworden, gab dies jedoch nie zu.

Ich wollte ihn dazu bewegen, einem Hörtest machen zu lassen. Zu diesem Zweck wollte ich ihn begleiten, da ich glaubte, er würde nicht aus eigenem Antrieb dieses Thema ansprechen.

Der Termin lief so, wie ich es mir vorstellte. Mit der Überweisung zu einem Ohrenarzt verließen wir meines Vaters Hausarzt und ich nutzte die Gunst der Stunde und wir fuhren direkt dorthin.

Wie erwartet bekam mein Papa ein Hörgerät rezeptiert.

Papas Hausarzt rief mich einen Tag später an und bat mich um ein Gespräch in seiner Praxis. Der Arzt gab sich sehr geheimnisvoll, was mir ein flaues Gefühl bereitete.

Was wollte der Arzt meines Vaters von mir?

Was hatte er mir zu sagen?

Mein Vater ließ sich seit Jahren regelmäßig von ihm durchchecken, doch er schien dem Alter entsprechend fit zu sein.

Ich wusste, Papa bekam Tabletten für sein Herz. Zur Stärkung, wie er mir glaubhaft erklärte. Nichts Besorgniserregendes, versicherte er mir.

Zudem benutzte er seit Jahren ein Spray, das seine Kurzatmigkeit linderte.

Schon zu meiner Kindheit war er kurzatmig. Als ich einmal danach fragte, warum dies so sei, antwortete er: „Ein altes Kriegsleiden. Nichts Besonderes.“

Zudem war er starker Raucher gewesen, doch dies gewöhnte er sich schon etwa 10 Jahre zuvor von einem zum anderen Tag ab.

Die folgende Nacht schlief ich kaum. Der Gedanke, mein Vater könne ernsthaft krank sein, ließ mich nicht zur Ruhe kommen.

Schon oft hatte ich über die Endlichkeit meines Lebens nachgedacht, doch niemals über die meiner Eltern.

Schon gar nicht über die Endlichkeit des Lebens meines geliebten Papas! Dem Ruhepol in unserer Familie. Der Mensch, dem ich mich anvertraute. Der die Meisten meiner kleinen Geheimnisse kannte. Immer ein offenes Ohr für meine Probleme. Mein Vater, der wichtigste Mensch in meinem Leben, durfte nicht krank sein!

Es musste einen anderen Grund geben, warum der Doktor meines Vaters mit mir reden wollte.

Als ich dem Arzt im Sprechzimmer gegenübersaß, sah ich schon an seinem Gesichtsausdruck, dass er mir keine gute Nachricht überbringen würde.

Ohne Umschweife sagte er:

„Sie wissen ja sicher, dass ihr Vater, schon seit Jahrzehnten unter einem Lungenemphysem leidet.“ Ohne eine Antwort abzuwarten, berichtete er weiter: „Inzwischen ist es im Endstadium. Wenn ihr Vater Glück hat, wird er noch zwei Jahre leben.“

Mein Magen zog sich schlagartig zusammen. Ein Messer fuhr in mein Herz. Wie betäubt hörte ich den weitern Erläuterungen des Doktors zu.

„Zwei Jahre, zwei Jahre, zwei Jahre“, hallte es unaufhörlich in meinem Kopf, der sich anfühlte, als ob er jeden Moment explodiert. Alles in mir schien zu vibrieren.

Nach außen blieb ich vollkommen ruhig. Nach einem ausführlichen Gespräch kam ich mit dem Arzt überein, meinem Vater nichts von der schrecklichen Prognose mitzuteilen.

Ich wollte, dass mein Vater den Rest seines Lebens unbeschwert verbringen konnte.

Ich erzählte niemandem von der schrecklichen Nachricht. Ließ mir nicht anmerken, dass mein Leben, von einem zum anderen Tag aus den Fugen geriet.

Mein Morbus Crohn reagierte sehr schnell.

Inzwischen kannte ich mein Cröhnchen gut genug, um zu wissen, dass ich auf psychischen Stress reagierte.

Auf Stress, dem ich nichts entgegensetzen konnte. Unabänderliche Geschehnisse, die ich nicht beeinflussen konnte, setzten mir unweigerlich zu.

Lösten Schübe aus.

Ende 1994 erfuhr ich von der schrecklichen Prognose meines Vaters.

Am 31. März 1995 war ich, zu einer Routineuntersuchung in Bad Hersfeld.

Beurteilung:

Es ist von einem erneuten Crohnschub auszugehen. Wir haben daher eine Steroid-Stoßtherapie mit Decortin® 50/40/30mg über jeweils 3 Tage eingeleitet. Die Dosierung von 20 mg sollte zumindest für eine Woche beibehalten werden. Danach Reduktion auf 15 mg. Bei dieser Dosierung wird man voraussichtlich über einen längeren Zeitraum bleiben müssen.

Fazit:

Ende des Traums, einen Halbtagsjob ausführen zu können.

Dieses Mal wurde die Zeitberentung nicht verlängert. Nein, ich wurde Frührentnerin. Endgültig!

35 Jahre jung und Rentnerin.

Zuvor lernte ich, mit der Zeitberentung umzugehen.

Der Schritt Frührentnerin zu sein, traf mich nicht ganz so hart.

Ich fuhr häufiger zu meinen Eltern, um mehr Zeit mit meinem Vater zu verbringen. Ich schleppte ihn zu einem Heilpraktiker, in der Hoffnung seine Symptome etwas zu lindern. Tatsächlich besserte sich seine Situation.

Zuvor war er schon nach wenigen Schritten außer Atem. Nach der Therapie konnte er wieder kleinere Spaziergänge machen. Seine Lebensqualität war deutlich besser.

Im Sommer 1995 spürte ich Schmerzen unter der Basisplatte. Noch bevor ich zum Arzt ging, wusste ich, dass sich dort eine Fistel bildete.

Meine Befürchtungen, die ich vor der Stomaanlage hatte, bewahrheiteten sich.

Als sich die Fistel öffnete, wurde es zu einer Tortur, die Versorgung anzubringen. Neben den Schmerzen wurde ich ständig undicht. Die Haut unter der Basisplatte wurde wund und entzündete sich.

Erneut zog ich mich von meinem Freundeskreis zurück. Schränkte meine Aktivitäten auf ein Minimum ein.

Einzig die regelmäßigen Besuche bei meinen Eltern ließ nicht aus.

Allerdings lud ich nicht, wie gewohnt, meine Ängste und Sorgen bei meinem Vater ab. Ich spielte ihm etwas vor. Wollte meinen geliebten Papa nicht zusätzlich belasten.

Eine Schulfreundin, die von unserem Heimatort durch ihren beruflichen Weg, weggezogen war, besuchte mich eines Tages überraschend, als ich einige Tage bei meinen Eltern war. Auch sie war zu Besuch bei ihrer Familie.

Sie überredete mich, abends mit ihr auszugehen. Durch Zufall waren noch zwei Schulkollegen in dem Lokal, in dem wir uns verabredeten.

Es wurde ein ausgesprochen lustiger Abend, denn wir schwelgten in Erinnerungen unserer Schulzeit, und als wir uns spät nachts verabschieden, beschlossen wir, uns bald wieder zu treffen.

Das darauffolgende Wochenende war ich sehr überrascht, als Mark, einer der Schulkollegen, mich anrief und mich zum Essen einlud.

Da ich fürchtete, während des Essens undicht zu werden, lehnte ich dankend ab. Der Gedanke, mich als „Stinker" zu outen, war mir unerträglich.

Immer noch wussten nur wenige von meinem Stoma. Von der Fistel unter meiner Basisplatte erzählte ich niemanden.

Noch nicht einmal meinen Eltern.

Mark blieb hartnäckig und schlug, statt des Essens, vor einen Ausflug mit dem Motorrad zu machen.

Zögernd sagte ich schließlich zu.

Den Abend zuvor aß ich schon nichts mehr, um nicht in eine peinliche Situation zu geraten.

Am nächsten Vormittag stand Mark pünktlich vor unserem Haus und holte mich ab.

Es wurde ein wunderschöner Tag. Mark erwies sich als ruhiger Fahrer und ich saß entspannt als Sozius hinter ihm und genoss den warmen Fahrtwind. Es war Frühsommer und die seit meiner Jugend vertraute Landschaft zeigte sich von ihrer schönsten Seite. Ich erfreute mich an den Wiesen mit ihrem vom Löwenzahn übersäten satten Gelb.

Mark fuhr überwiegend Nebenstraßen und wir fuhren durch Orte, die ich schon seit Jahren nicht mehr sah.

An besonderen Aussichtspunkten hielt Mark an und wir genossen die wundervollen Ausblicke, die sich uns boten.

Mark zauberte kühle Getränke aus den Satteltaschen und wir setzten uns ins warme Gras, lauschten dem fröhlichen Vogelgezwitscher und dem beruhigenden Zirpen der Grillen.

Als wir schweigend nebeneinandersaßen, war es nicht unangenehm. Wir versuchten nicht, die Minuten des Schweigens durch oberflächliches Geplänkel zu überbrücken.

Mittags schlug Mark vor, in ein Restaurant zu gehen. Dass ich Morbus Crohn hatte, wusste er. In solch einem kleinen Ort, in dem wir lebten, hatte sich dies inzwischen herumgesprochen.

So erklärte ich ihm, dass ich zwar gern mit ihm in das Lokal gehen wollte, aber selbst nicht dort essen würde, um nicht ständig zur Toilette zu müssen.

Eine Notlüge, zu der ich spontan griff. Ihm die Wahrheit zu sagen, brachte ich nicht über mich.

Ich erzählte nichts von meinem AP und erst recht nichts von der Tatsache, dass ich durch die Fistel meine Versorgung nur unzureichend dicht bekam.

Bevor mich Mark abholte, hatte ich die Basisplatte noch sorgfältiger angebracht als gewohnt. Zusätzlich klebte ich rundherum hautfreundliche Folie, um die Möglichkeit, undicht zu werden, weitgehend auszuschließen.

Diese Vorsichtsmaßnahme gab mir etwas Sicherheit.

Wir gingen in ein Lokal mit einer Sonnenterrasse, und während Mark etwas aß, trank ich einen Kaffee.

Der Tag verging wie im Flug. Schon lange fühlte ich mich nicht mehr so wohl.

Als Mark mich abends vor unserem Haus absetzte, verabredeten wir, uns irgendwann mal wieder zu treffen. Nichts Konkretes. Nichts Verbindliches.

Die Fistel unter der Basisplatte lag dicht an meinem Stoma und während eines kurzen Aufenthaltes in der Hersfelder Klinik, riet mir Erika, eine der beiden Stoma-Therapeutinnen des Krankenhauses, zu anderen Versorgungsmaterialien. Die neue Basisplatte schloss meine Fistel ein und die Sekrete aus der Fistel konnten nun mit in den Beutel fließen.

Eine unglaubliche Erleichterung für mich, denn die Basisplatte hielt nun wieder. Die gestresste Haut heilte schnell.

Immer wieder nahm ich die Antibiotika. Clont® in Kombination mit Ciprobay®, doch sobald ich die Tabletten absetzte, wurde die Fistel erneut aktiv. Eine Verbindung zum Darm ließ sich nicht feststellen.

Danach versuchte ich es noch zusätzlich mit Astronautenkost, um meinen Darm ruhig zu stellen, doch auch dies half nicht auf Dauer.

Sobald sich die Fistel kurzfristig verschloss, reagierte ich mit hohem Fieber.

Zu allem Überfluss entzündete sich ein kleines Stück Darm, direkt hinter dem Stoma. Daraus entstand eine Stenose, und wenn ich ballaststoffreiche Nahrung zu mir nahm, staute sie sich davor.

Manchmal blieb der Beutel 2-3 Tage leer. Bis sich der Stau löste, verkrampfte sich mein Bauch und die Schmerzen waren nur schwer zu ertragen.

In diesen Situationen nahm ich Valeron®, ein relativ starkes Schmerzmittel. Ein Opiat. Dazu Buscopan®, ein Mittel, das entkrampfend wirkt.

Imurek® nahm ich immer noch als Dauermedikation.

Bad Hersfeld 24.07.96

Inspektorisch zeigt sich eine Fistelöffnung peristonal bei 9 Uhr. Röntgenologisch keine Verbindung zu Darmsegmenten. Das Restcolon hat eine Länge von 20-30 cm. Es zeigen sich pseudopolypöse Veränderungen, Schleimhaut mit Aphthen und fissuralen Ulzerationen. Die Anastomose ist wulstig und eng. Am Rande zeigt sich ein flaches, flächenhaftes, fibrinbelegtes Ulcus.

Beurteilung:

Im Restcolon deutliche entzündliche Aktivität bei bekanntem Morbus Crohn.

Mit Mark traf ich mich weiterhin sporadisch.

Unsere Gespräche wurden vertraulicher.

Da mein Morbus Crohn unzweifelhaft meinen Lebensweg mitbestimmte, kam ich nicht umhin, das ein oder andere Detail diesbezüglich zu erzählen.

Zudem merkte ich bald, dass Mark sich ein wenig über meiner Krankheit informiert haben musste, denn er stellte gezielt Fragen, die Grundwissen voraussetzten.

Er behandelte mich rücksichtsvoll, ohne mich zu bemitleiden. In seiner Gegenwart verstellte ich mich bald nicht mehr.

Wenn ich kurzfristig eine Verabredung absagte, weil es mir nicht so gut ging, akzeptierte er dies sofort.

Manchmal ließ ich es zu, dass er mich an „schlechten Tagen“ besuchte. Seine besonnene Art beruhigte mich. Doch von meinem Anus praeter erzählte ich weiterhin nichts.

Seine Freundschaft war inzwischen sehr wichtig für mich.

Immer häufiger hielt ich mich in meinem Elternhaus auf, um mit meinem Vater mehr Zeit verbringen zu können. Sein Gesundheitszustand blieb konstant.

Am 4. Februar 97 fuhr ich erneut nach Bad Hersfeld in die Klinik.

Rund um mein Stoma herum war die Haut dick und angeschwollen. Das Lösen und Aufbringen der Basisplatte war nur noch unter großen Schmerzen möglich. Auch unter der kontinuierlichen Einnahme des Schmerzmittels Valoron® wurde ich nicht mehr schmerzfrei.

Schließlich bildete sich ein Bauchdeckenabszess und ich wurde umgehend in die Chirurgie Leverkusen eingewiesen.

Am 06. Februar 97 wurde der Abszess eröffnet. Es bestand glücklicherweise keine Verbindung zum Darm und die Wunde heilte bis zum 25. Februar 97 komplett ab.

Mark rief mich regelmäßig im Krankenhaus an und erkundigte sich besorgt nach meinem Befinden.

Seine Fürsorge rührte mich. Wenn ich seine Stimme am anderen Ende der Leitung hörte, freute ich mich unglaublich.

Als er mir vorschlug, mich im Krankenhaus zu besuchen, lehnte ich unter fadenscheinigen Gründen ab.

Erklärte ihm, ich würde bald entlassen, schob die zweistündige Autofahrt, die er hinter sich bringen musste, um mich zu besuchen, vor.

In Wahrheit wollte ich nicht, dass er mich kurz nach der OP sah. Einen Infusionsständer hinter mit herziehend, in gekrümmter Haltung über die Flure schlurfend, bekleidet mit dem netten „Engelshemdchen", das meist in den unpassendsten Gelegenheiten hinten auseinanderklaffte, ist nicht gerade ein reizvoller Anblick.

Die freundschaftlichen Gefühle, die ich Mark gegenüber hegte, wandelten sich inzwischen in eine hoffnungslose Verliebtheit.

Dass er jedoch meine Gefühle erwiderte, schien mir schier unmöglich. Er war kerngesund und dabei unglaublich sportlich.

Unsere Freundschaft war mittlerweile sehr gefestigt. Wir wussten viel voneinander. Hatten uns kleine Geheimnisse anvertraut.

Einzig die Tüte an meinem Bauch verschwieg ich ihm.

Jedoch kannte ich Mark inzwischen so gut, dass ich mir sicher war, auch dieses letzte Geheimnis würde unserer Freundschaft keinen Abbruch tun.

Doch eine Beziehung mit Mark schloss ich von vornherein aus. Ich konnte mir nicht vorstellen, dass ein vollkommen gesunder Mann sich auf eine Beziehung mit mir einließ.

Noch in der Klinik beschloss ich, schon bei unserem nächsten Treffen von meinem Stoma zu erzählen.

In meiner Wohnung zurück, lud ich Mark für das folgende Wochenende ein.

Ich war furchtbar aufgeregt, denn ein ganzes Wochenende hatte ich zuvor noch nie mit Mark allein verbracht.

Bisher trafen wir uns ausschließlich in unserem Heimatort. Mark besuchte mich nie in dem kleinen Städtchen bei Köln, in dem ich lebte, seit ich mich von Fred trennte.

Schon den Tag zuvor brachte ich meine Wohnung auf Hochglanz. Stellte frische Wiesenblumen, die ich bei einem Spaziergang pflückte, auf den Wohnzimmertisch.

Wir verabredeten zuvor, den Freitag gemütlich in meiner Wohnung zu verbringen. Samstags wollten wir nach Köln, um durch die Altstadt zu bummeln. Sonntags ein wenig die Gegend erkunden. Mark schlug eine Motorradtour durchs Bergische Land vor, doch ich sagte ihm offen, dass ich mir dies noch nicht zutraute, so kurz nach der Operation. Wir einigten uns, die Tour mit meinem kleinen Cabrio, das ich mir zwischenzeitlich anschaffte, zu machen.

Ich freute mich sehr darauf, Mark ein ganzes Wochenende für mich allein zu haben, doch ich hatte auch Angst.

Dieses Wochenende wollte ich mein letztes Geheimnis vor Mark lüften. Dieses Wochenende sollte er von meinem Anus praeter erfahren!

Während ich auf Mark wartete, dachte ich darüber nach, wie er dieses Geheimnis aufnehmen würde. Bedenken, dass er unangenehm berührt oder vielleicht angeekelt reagieren könne, beschlichen mich.

In Gedanken spielte ich alle möglichen sowie unmöglichen Reaktionen durch.

Wann sollte ich Mark mein Geheimnis anvertrauen?

Gleich zu Anfang unseres gemeinsamen Wochenendes?

Würde ich dadurch vielleicht die Stimmung verderben?

Oder lieber am Sonntag, kurz bevor Mark wieder zurück nach Hause fuhr?

Würde mich Mark, wenn er mein Geheimnis kannte, anders behandeln?

Mich gar bemitleiden?

Nicht mehr so ungezwungen mit mir umgehen?

Meine Gedanken drehten sich im Kreis. Sosehr ich auch grübelte, hatte ich keine Vorstellung, wie Mark reagieren würde.

Nur eines glaubte ich zu wissen: Unsere Freundschaft würde bestehen bleiben. Dessen war ich mir absolut sicher.

Ich hoffte sehr, dass er mich nicht anders als zuvor behandeln würde, wenn er von meinem Geheimnis erfuhr. Ich hoffte, unsere Freundschaft würde unverändert bleiben.

Doch ich täuschte mich …

In der Küche roch es nach dem einfachen Auflauf, den ich für uns vorbereitete und der im Backofen garte. Der frische Salat stand noch im Kühlschrank. Das knusprige Brot duftete herrlich, als ich es auf den Esstisch stellte.

Den Esstisch dekorierte ich zuvor liebevoll und deckte ihn mit meinem besten Geschirr ein. Der Rotwein stand im Dekantierer bereit.

Alles war perfekt vorbereitet und ich warf noch schnell einen Blick in den Spiegel.

Unter leichtem Make-up versteckte ich meine Blässe. Schnell zog ich noch einmal meine Lippen nach.

Ich sah mein Spiegelbild prüfend an …

Ich sah aus wie immer. Eine Frau, Ende 36, schlank, durchschnittliches Aussehen, sah mir entgegen.

Nichts in meinem Gesicht verriet meine Krankheit. Niemand würde bei meinem Anblick denken, ich sei chronisch krank.

Ständig lief ich zum Fenster, um zu sehen, ob Mark auf den Parkplatz vor meiner Wohnung fuhr.

Die Minuten liefen zäh und langsam, während ich immer aufgeregter und ungeduldiger wurde.

Doch als ich das Knirschen des Kieses unter den Rädern von Marks Auto hörte, während ich gerade nach dem Auflauf sah, pochte mein Herz laut und ich konnte kaum einen klaren Gedanken fassen.

Schnell rannte ich erneut an das Fenster und konnte gerade noch beobachten, wie Mark aus dem Auto ausstieg.

Als ob er meine Blicke spürte, sah er zu dem Fenster, hinter dem ich stand, entdeckte mich und winkte fröhlich zu mir hinauf.

So schnell ich mit meinem immer noch lädierten Bauch konnte, stieg ich die Stufen zum Parkplatz hinunter und lief auf ihn zu.

Wir umarmten uns freundschaftlich und Mark holte einen hübschen Blumenstrauß und eine kleine Reisetasche aus dem Kofferraum.

Ich nahm den Blumenstrauß entgegen und wir gingen in meine Wohnung hinauf.

Ich fühlte mich bei diesem Treffen nicht so frei und unbefangen wie sonst. Meine Absicht, Mark von meinem AP zu erzählen, bedrückte mich.

Während des Essens unterhielten wir uns angeregt. Mark erzählte mir von den Geschehnissen und dem Tratsch in unserem Heimatort, der mir durch meinen Krankenhausaufenthalt entgangen war.

Nachdem wir gemeinsam den Tisch abräumten, machten wir es uns, auf meiner Couch gemütlich.

Der Gedanke, den richtigen Zeitpunkt zu finden, um Mark

von meinem AP zu erzählen, hemmte mich. Obwohl ich versuchte, mir nichts anmerken zu lassen, bemerkte Mark meine Unkonzentriertheit.

Mitten im Gespräch platzte er heraus:

„Alles in Ordnung? Habe ich irgendetwas Falsches gesagt, oder getan? Du bist irgendwie anders als sonst!“

Ich druckste herum. Schweifte ab. Nippte immer wieder nervös an meinem Glas Rotwein herum, der mir langsam zu Kopf stieg, da ich nur ausgesprochen selten und nur zu besonderen Gelegenheiten Alkohol trank.

Schließlich erzählte ich ihm von meinem Stoma.

Während ich sprach, stierte ich auf mein Glas. Ich sah nicht in Marks Augen. Hatte Angst, Ekel, oder Mitleid in seinem Blick zu entdecken.

Während meiner Erklärungen hörte er nur zu. Sagte nichts. Als ich schließlich verstummte und weiterhin verbissen auf mein Glas sah, sagte er leise in die Stille hinein:

„Zeig mal.“

„Was?“, erwiderte ich verblüfft und sah zu ihm hinüber.

Marks Mimik verriet nichts, als er sagte:

„Die Tüte, von der du die ganze Zeit erzählt hast. Ich möchte sie sehen!“

Ich war entsetzt. Ich rechnete mit allem, aber damit nicht!

Mark wollte sich meinen kaputten Bauch ansehen. „Beutelratte“!, schoss es mir durch den Kopf.

Ich rang um Fassung. Nahm diesmal einen großen Schluck Rotwein.

Als Mark bemerkte, wie Tränen in meine Augen stiegen, nahm er mich in den Arm. Leise redete er beruhigend auf mich ein. Als ich fühlte, dass er behutsam mein Ohrläppchen küsste, glaubte ich zu träumen …

In dieser Nacht wurde aus unserer innigen Freundschaft eine innige Liebe.

Was ich nicht zu hoffen gewagt hatte, wurde Wirklichkeit.

Ich war überglücklich.

An diesem unglaublich schönen Wochenende begannen wir, Zukunftspläne zu schmieden.

Wir beschlossen gemeinsam, unsere Liebe langsam wachsen zu lassen.

Wollten nichts überstürzen.

Mein Vater hatte die zwei Jahre, die sein Hausarzt ihm noch „gegeben" hatte, relativ gut verbracht.

94 überbrachte mir sein Hausarzt die schreckliche Nachricht. Mitte 1997 war nun nicht mehr zu übersehen, dass es ihm langsam, aber kontinuierlich schlechter ging.

Inzwischen brauchte er nachts eine Sauerstoffmaske. Seine Krankenhausaufenthalte häuften sich.

Meine Eltern verpachteten inzwischen unseren Betrieb und zogen in ein kleineres Haus.

Als mein Vater mir vorschlug, in die Dachwohnung des Hauses einzuziehen, willigte ich sofort ein.

Ich kündigte meine Wohnung und zog bald darauf zu meinen Eltern.

In den nächsten Monaten stieg ich in ein nicht enden wollendes Gefühlskarussell ein.

Einerseits war ich unglaublich glücklich, da Mark unerschütterlich an meiner Seite blieb.

Wir unternahmen sehr viel zusammen. Sahen uns fast jeden Tag. Ich war glücklich, wenn ich mit Mark zusammen war.

Andererseits machte ich mir unaufhörlich Sorgen um meinen Vater. An manchen Tagen rang er um jeden Atemzug. Der darauffolgende Tag konnte schon wieder vollkommen anders sein. Dann saß er unbeschwert in unserem Garten oder unternahm mit meiner Mutter kleinere Reisen.

Seine Krankheit wurde immer unberechenbarer und ich war ständig in Alarmbereitschaft.

Ich glaube, durch dieses Auf und Ab kam auch mein Cröhnchen nicht zur Ruhe.

Im August 1998 entwickelte sich erneut eine Fistel unter der Basisplatte. Wieder fuhr ich nach Bad Hersfeld. Schon bei der Ankunft fieberte ich.

Noch während der üblichen Untersuchungen öffnete sich die Fistel spontan. Der Eiter floss ab und die Beschwerden gingen zurück. Unter Ciprobay® und Clont® kam es zu einer Abheilungstendenz und ich ließ mich trotz sezernierender Fistel entlassen, denn auch mein Vater lag im heimischen Krankenhaus und ich wollte bei ihm sein.

Mark fand diese Entscheidung nicht gut, doch er verstand meine Beweggründe.

Ich liebte ihn noch mehr für sein unerschütterliches Verständnis.

Im Oktober 1999 bekam ich wieder einer Stenose, die sich direkt hinter dem Stoma befand. Die Schmerzen wurden unerträglich und Mark überredete mich zu einem Klinikaufenthalt.

Zunächst kam ich auf die Akutstation der Klinik für Verdauungskrankheiten und anschließend blieb ich zu einer Reha-Maßnahme im Haus.

Zunächst wollte ich diese Maßnahme ablehnen, doch während ich noch auf der Akutstation lag, besuchte mich mein Vater vollkommen überraschend.

Er hatte sich von einem Freund fahren lassen, da er sich die zweistündige Fahrt nicht mehr zutraute.

Ich freute mich sehr über diesen Überraschungsbesuch.

Bald wurde mir klar, warum er den für ihn beschwerlichen Weg auf sich genommen hatte.

Er überredete mich, die AHB anzutreten. Machte mir klar, dass ich ihm nicht helfen könne, wenn ich weiterhin meine Gesundheit ruiniere.

Perplex wurde mir bewusst, dass mein Papa inzwischen um seinen Gesundheitszustand wusste.

Als er sich von mir verabschiedete, weinten wir. Als wir uns verabschiedeten, sagte er leise:

„Ich werde noch eine Weile bei dir sein, das verspreche ich dir.“

Die Entzündung entwickelte sich unter der Gabe von zunächst 60 mg Decortin® zurück. Somit auch weitgehend die Stenose sowie die Schmerzen.

Wieder daheim bemerkte ich erstaunt, auch mein Vater erholte sich überraschend in meiner Abwesenheit. Seine Luftnot schien sich gebessert zu haben und er wurde wieder wesentlich aktiver. Unternahm sogar kleine Spaziergänge.

Als ich ihn bei einem gemeinsamen Mittagessen diesbezüglich ausfragte, sagte er nur:

„Ich hab`s dir doch versprochen.“

Meine Mutter fragte irritiert:

„Was hast du Rosa versprochen?“

„Nichts!“, antworteten wir wie aus einem Mund und lachten. Meine Mutter rollte resignierend mit den Augen und sagte nichts mehr.

Schon von Kind an teilte ich mit meinem Vater kleine Geheimnisse. Meine Mutter wusste, auch wenn sie weiter nachhakte, sie würde kein weiteres Wort aus uns herausbekommen.

Zu Silvester 1999 flog ich mit Mark nach Gran Canaria.

Dort erlebten wir den Jahrtausendwechsel. Bewunderten das Feuerwerk über dem Meer.

Für eine Woche ließ ich alle Sorgen in Deutschland zurück. Genoss es, mit Mark die langen Sandstrände entlangzugehen. Wir setzen uns in den sonnengewärmten Sand und beobachteten, wie die Sonne im Meer versank. Ich war glücklich und genoss jede Minute, die ich mit Mark verbrachte.

Eine Woche lang schwebte ich wie auf Wolken und verdrängte alles, was mich bedrückte.

Auch mein Cröhnchen machte in dieser Woche Urlaub und verhielt sich ruhig.

Wieder zurück im nasskalten Deutschland begann meine Fistel aktiver zu werden als zuvor. Direkt neben ihr bildete sich eine zweite Fistel. Die lag so ungünstig, dass ich Probleme mit meiner Versorgung bekam. Wiederholt wurde ich undicht.

Nur mit zusätzlichen hautfreundlichen Folien bekam ich die Basisplatte für wenige Stunden zum Halten.

Mark ging erstaunlich locker mit der Situation um, doch ich wurde immer ungeduldiger. Suchte nach Möglichkeiten, die Fisteln loszuwerden.

Bei einer ambulanten Untersuchung in meiner Bad Hersfelder Klinik erfuhr ich von dem Mittel Remicade ®.

Therapiehinweise des Bundesausschusses zu Infliximab bei Morbus Crohn (z. B. Remicade ®)

Indikation:

Infliximab ist ein chimärer, monoklonaler IgG1-Antikörper, der in Deutschland zugelassen ist zur Behandlung einer schwergradigen, aktiven Form des Morbus Crohn beim Patienten, die trotz einer vollständigen und adäquaten Therapie mit einem Kortikosteroid und/oder einem Immunsuppressivum auf diese Behandlung nicht ansprechen und von Morbus Crohn mit Fistelbildung bei Patienten, die trotz einer vollständigen und adäquaten Therapie mit einer konventionellen Behandlung auf diese nicht ansprechen.

Kurz und verständlich:

Wenn alle herkömmlichen Mittel nichts mehr brachten, setzte man Remicade ®, Wirkstoff Infliximab ein.

Das Medikament wurde als Wundermittel angepriesen, aber es gab auch Kritiker. Es wurde über Todesfälle in USA berichtet.

Ein noch wenig erforschtes Mittel, dessen Spätfolgen noch unbekannt waren.

Auch heute wird noch Infliximab bei Morbus Crohn eingesetzt. Die Erfolge sind ausgesprochen unterschiedlich. Manche Patienten können über einen längeren Zeitraum in eine Ruhephase gebracht werden, Andere sprechen gar nicht darauf an.

Ich überlegte lange, ob ich mich darauf einlassen sollte, mir dieses Mittel, das als Infusion verabreicht wurde, geben zu lassen.

Auch mein Lieblingsarzt in Hersfeld war sehr skeptisch und riet mir eher ab.

Doch die Fisteln ließen mich langsam zu einem Nervenbündel werden. Ständig wurde meine Versorgung undicht. Für mich eine sehr belastende Situation, die ich kaum noch ertrug.

Am 10.07.2000 bekam ich meine erste Remicade ®-Infusion, stationär in Bad Hersfeld.

Als die ersten Tropfen in mich hineinträufelten, war ich sehr ängstlich. Zudem kamen dauernd eine Schwester oder ein Arzt in mein Zimmer und erkundigten sich nach meinem Wohlbefinden, was mich noch mehr beunruhigte.

Ich war die erste Patientin, die in diesem Krankenhaus Remicade ® bekam und alle waren sehr besorgt um mich.

Auch als die Infusion durchgelaufen war, bat man mich, nicht von der Station zu gehen. Mit Argusaugen wurde jeder meiner Schritte beobachtet.

Ich vertrug das Mittel. Bis auf eine leichte Müdigkeit, die ich allerdings auf die vorherige Anspannung schob, fühlte ich mich gut.

Als ich abends die Versorgung wechselte, war ich vollkommen überrascht. Meine Fisteln waren vollständig trocken!

Im Bad, am Spülstein stehend, klingelte ich nach einer Schwester, um ihr dies zu zeigen. Auch sie war verblüfft und holte noch einen Arzt hinzu.

Der Arzt war nicht so überzeugt und sagte mir, ich solle erst einmal den weiteren Verlauf abwarten, bevor ich mir allzu viel Hoffnung machte.

Er sollte recht behalten. Zwei Tage später sezernierten die Fisteln leicht. Doch lange nicht mehr so sehr wie zuvor.

Die nächste Infusion sollte vier Wochen später erfolgen und ich konnte den Termin kaum abwarten. Ich setzte große Hoffnung in das noch relativ neu in Deutschland zugelassene Medikament.

Bei der zweiten Infusion verschlossen sich beide Fisteln tatsächlich. Für mich ein kleines Wunder.

Trotzdem bekam ich vier Wochen später noch eine Infusion.

Ich war überglücklich, meine Fisteln auf diese Weise losgeworden zu sein.

Doch mein Glück hielt nicht lange an.

Nur vier Wochen, nachdem sich die Fisteln verschlossen, spürte ich, wie sich unter den verbliebenen Narben Eiter bildete. Sofort wusste ich, was dies bedeutete. Das Remicade ®wirkte nur vorübergehend bei mir und die Fisteln kamen zurück.

Mit der Einweisung im Handschuhfach meines Autos und etwas fiebrig, fuhr ich erneut in die Klinik.

Mark bot mir an, mich zu fahren, doch ich lehnte ab.

Während der Fahrt zur Klinik weinte ich unaufhörlich.

Ich dachte darüber nach, mich von Mark zu trennen.

Immer noch liebte ich ihn und konnte mir keinen anderen Mann an meiner Seite vorstellen, doch ich fragte mich, wie lange es Mark noch mit mir aushalten würde.

Was wollte ein gesunder und so liebevoller Mann wie Mark mit einer Frau wie mir?

Ständig war ich im Krankenhaus. War ich zuhause, konnte ich oft nichts mit ihm unternehmen, da ich Schmerzen hatte. Wenn eine Feier mit unseren Freunden anstand, traute ich mich kaum noch, dort hinzugehen, da ich befürchtete, undicht zu werden.

Trotz meiner Bemühungen kam ich nie wirklich aus meinem Schub heraus.

Dazu noch mein kranker Vater, um den ich mich kümmern wollte.

Mark wurde nie ungeduldig. Beschwerte sich niemals und wurde es nicht müde, mir zu zeigen, wie sehr er mich liebte. Doch ich hatte furchtbare Angst, ihm niemals die Frau sein zu können, die ich gern gewesen wäre.

Eine gesunde Frau, die mit ihm alt wurde.

Vor allem wollte ich nicht, dass er irgendetwas verpasste. Er sollte ein gutes, erfülltes Leben haben. Alles tun, was ihm Spaß machte. Ich fühlte mich als Klotz an seinem Bein. Glaubte Mark daran zu hindern, sein Leben wirklich und ausgiebig genießen zu können.

Vollkommen erschöpft und ohne Hoffnung kam ich in der Klinik an.

Epikrise der Bad Hersfelder Klinik am 24.01.2001:

Wie nahmen Frau C. erneut mit ausgeprägten Unterbauchschmerzen auf, bei bekannter Fistelung. Jetzt hatte sich zusätzlich eine ausgeprägte entzündliche Hauveränderung im linken Unterbauch entwickelt. Im weiteren Verlauf kam es hier zu zwei zusätzlichen Fistelöffnungen. Diese sezernierten ebenfalls eitrig und stuhlig. Ansonsten gab es keinen Hinweis auf weitere Aktivität der Grunderkrankung. Aus früheren Röntgenuntersuchungen besteht der Verdacht auf Anschluss des Fistelsystems an das ausgeschaltete Darmsegment. Dies ist entsprechend früherer Spiegeluntersuchungen im Sinne eines Hartmannstupfes angelegt noch relativ lang, ca. 30 cm.

Unter lokalen Maßnahmen mit täglicher Fistelspülung sowie antibiotischer Therapie kam es zu einer sehr zögerlichen Besserung.

Da nach unserer Einschätzung sämtliche konservativen Maßnahmen ausgeschöpft sind, empfehlen wir der Patientin eine chirurgische Revision. Dazu wurde ein Übergabetermin im Klinikum Leverkusen bei Prof. XXXX, der die Patientin bereits voroperiert hat, vereinbart.

Medikation bei Verlegung:
Klacid® 250 1 - 0 - 1 Tbl.
Prednisolon 10 mg jeden zweiten Tag
Temgesic® sublinguar alle 8 Stunden

Vigantoletten® 500 1 - 0 - 1 Tbl.
Kalzium 3x1 Trinkampulle

Mark ließ es sich nicht nehmen, mich in die Klinik nach Leverkusen zu fahren. Während der Fahrt sprach er mir Mut zu. Versuchte mich zu trösten.

Ich hörte ihm schweigend zu.

In der Klinik angekommen, verabschiedete er sich nicht, bevor ich ein Zimmer zugewiesen bekam.

Er verhielt sich äußerst fürsorglich. Half mir noch, meine Sachen in den Schrank zu räumen.

Liebevoll verabschiedete er sich von mir und versprach, mich anzurufen, sobald er heil daheim angekommen war.

Schon am 26.01.2001 wurde eine Abszess-Revision der Bauchdecke durchgeführt.

Der Abszess wurde unter der Basisplatte hinaus nach außen drainiert und sollte nun möglichst schnell abheilen, um die weitere größere Operation vornehmen zu können.

Am 07.02.2001 erfolgte die zweite Operation.

Eine Stomaumverlagerung wurde vorgenommen. Mein Stoma wurde von der linken auf die rechte Seite verlegt. Einige Fisteln wurden saniert. Verwachsungen wurden entfernt.

Die Operation dauerte etwa 10 Stunden.

Dieses Mal wurde ich nicht wie erwartet auf der Intensivstation wach, sondern in einem Aufwachzimmer auf der chirurgischen Station.

Eigentlich war dies ein gutes Zeichen, denn ich hatte scheinbar die intensive Betreuung nicht nötig, doch irgendetwas war anders als sonst.

Noch benommen von der Narkose befühlte ich mein Gesicht, denn ich glaubte, noch künstlich beatmet zu werden. Doch dieses Mal steckte kein Tubus in meinen Mund. Trotzdem konnte ich nur schwer atmen. Ich hatte das Gefühl langsam ersticken zu müssen. Panik ergriff mich und ich rief nach der Schwester, die sich ständig in dem Dreibettzimmer aufhielt.

Ich versuchte, ihr zu erklären, was mit mir los war, doch sie nahm mich nicht ernst. Versuchte, mich zu beschwichtigen. Sagte mir, es sei normal, wie ich mich fühle.

Ich glaubte ihr nicht und meine Panik wurde immer heftiger.

Immer wieder rief ich nach der inzwischen genervten Schwester und diskutierte mit ihr.

In genau solch einem Moment öffnete sich die Tür und Mark kam herein. Ich war unglaublich erleichtert, als ich ihn sah. Ich war mich sicher, nun würde mir geholfen werden.

Nachdem er mich liebevoll küsste, erzählte ich ihm erschöpft und nach Luft ringend, von meinen Symptomen.

Mark verlangte augenblicklich nach einem Arzt.

Danach ging alles sehr schnell. Ich wurde mit meinem Bett durch die langen Gänge des Krankenhauses zu Röntgenabteilung geschoben.

Mark schob von hinten das Bett, während die Schwester vorn zog.

Ich wurde unglaublich schnell durch das Labyrinth mit seinen unzähligen Gängen geschoben. Während wir auf einen Aufzug warteten, der uns in die Röntgenabteilung bringen sollte, trat Mark von einem aufs andere Bein, was mir seine Nervosität verriet.

Im Aufzug, während er meine Hand streichelte, versuchte er mich anzulächeln, doch ich sah die Angst in seinen Augen.

Als wir vor der Tür der Röntgenabteilung standen, beugte sich Mark zu mir hinunter, gab mir einen Kuss und flüsterte in mein Ohr:

„Ich liebe und brauche dich Rosa."

Obwohl ich mich körperlich total mies fühlte, war dies einer der glücklichsten Momente in meinem Leben. Vergessen waren die trüben Gedanken, die mich auf der Fahrt nach Hersfeld beherrschten.

Ich wollte den Rest meines Lebens mit Mark verbringen. Nichts konnte mich nun mehr davon abhalten. Egal, welche Schicksale mich noch ereilten, egal, was mein Morbus Crohn noch mit meinem Körper anstellen würde. Mit Mark an meiner Seite würde ich alle Schwierigkeiten überstehen!

„Ich dich auch", antwortete ich japsend, während sich die Tür der Röntgenabteilung öffnete.

Mark, der nicht mit in diesen Raum durfte, winkte mir zu und blieb im Flur stehen.

Auf dem Röntgenbild konnte sogar ich deutlich erkennen, dass mein linker Lungenflügel vollkommen zusammengefallen war.

Noch auf dem Röntgentisch wurde ich auf die Seite gedreht und bekam eine örtliche Betäubung, links unterhalb der Schulter. Ich spürte leicht, wie ein kleiner Schnitt in die Haut geritzt wurde. Danach wurde ein langer, dicker Schlauch dort hineingeführt. Dies war sehr unangenehm.

Da alles hinter meinem Rücken stattfand, kann ich nicht genau sagen, was weiter mit mir geschah, doch als die Prozedur endlich vorüber war, konnte ich wieder normal atmen.

Ich wurde zurück in mein Bett gehoben, und als ich hinaus auf den Flur geschoben wurde, stand Mark immer noch wartend da.

Er erkannte sofort an meinem Gesichtsausdruck, dass es mir wieder besser ging, und lächelte mich glücklich an.

Im Zimmer zurück, saß Mark noch eine Zeit lang an meinem Bett.

Ich war vollkommen erschöpft und ich schlief, während mir Mark meine Hand hielt, glücklich ein.

Als ich mitten in der Nacht wach wurde, war Mark nicht mehr da.

Obwohl der Bauchschnitt noch erheblich schmerzte und der Schlauch in meinem Rücken sehr unangenehm war, schlief ich in dieser Nacht relativ ruhig.

Doch als ich am nächsten Tag wach wurde, hatte ich die gleiche Atemnot wie den Tag zuvor.

Wieder rief ich nach der Schwester. Dieses Mal reagierte sie augenblicklich. Wiederholt war mein Lungenflügel zusammengefallen und es erfolgte die gleiche Prozedur.

Diese unglücklichen Begebenheiten zerrten sehr an meinen Nerven. Ich dachte intensiv an meinem Vater und mir wurde bewusst, wie schrecklich es sein musste, nie richtig Atmen zu können. Nie ausreichend Sauerstoff in seine Lungen zu bekommen.

In den folgenden Monaten wurde ich manchmal schweißgebadet wach, da ich von der für mich unglaublich bedrohlichen Situation träumte.

Nie zuvor war ich so sehr in Panik geraten.

Einige Tage später erfuhr ich bei der Visite, wie es zu dem Zwischenfall gekommen war.

Schon unter Narkose wurde der zentrale Venenkatheder gelegt.

Über diesen Zugang werden die nach einer großen OP zahlreichen Infusionen und Medikamente gegeben.

Beim Legen des Zugangs wurde meine Lunge verletzt und fiel zusammen.

Obwohl eine Röntgenaufnahme gemacht wurde, um zu kontrollieren, ob der Venenkatheder am richtigen Ort lag, bemerkte niemand, dass meine Lunge angepiekst wurde. Und dies, obwohl die Aufnahme während meiner gesamten Operation, direkt neben dem OP-Tisch aufgehängt war!

Niemand beachtete das Röntgenbild.

Ich nehme an, da ich während der OP künstlich beatmet wurde, ist kein größerer Schaden entstanden.

Dass ein Lungenflügel durch Legen des zentralen Venenkatheders verletzt werden konnte, war mir bekannt. Einige Anästhesisten, die mich vor den OPs über die Narkose und die möglichen Komplikationen aufklärten, berichteten davon.

Dass mir mal so etwas passiert, hielt ich zuvor für unmöglich.

Ich war sehr enttäuscht, als sich der verantwortliche Anästhesist nicht bei mir blicken ließ. Es ging mir nicht um eine Entschuldigung. Doch eine Erklärung, warum er das Röntgenbild, das 10 Stunden in seinem Blickwinkel war, nicht beachtete, wäre angemessen gewesen, denke ich.

Einzig der Professor sprach diesbezüglich ein paar tröstende Worte und entschuldigte sich, weil er sich auf seinen Kollegen verließ.

Die eigentliche Operation lief komplikationslos.

Eine Anschlussheilbehandlung wurde eingeleitet und am 21.02.2001 holte mich Mark in Leverkusen ab und brachte mich in die Klinik für Verdauungskrankheiten nach Bad Hersfeld.

Wieder in der fast familiären Atmosphäre der weitaus kleineren Klinik fühlte ich mich zunächst wesentlich wohler. Ich war glücklich, dem hektischen Hochbetrieb des Klinikums Leverkusen entkommen zu sein.

Nach all den Jahren war ich bekannt wie ein bunter Hund im „Palast der Winde". Mit einigen Angestellten freundete ich mich zwischenzeitlich an und wir hielten Kontakt, auch wenn ich mich nicht in der Klinik aufhielt.

Alle freuten sich mit mir über die erfolgreich überstandene OP.

Doch die unerfreuliche Odyssee nahm immer noch kein Ende.

Nach einigen Tagen bemerkte ich etwas Unbekanntes unter der Basisplatte. Einen undefinierbaren, schmerzhaften blauen Fleck. Ich zeigte ihn meinem Stationsarzt und er vermutete eine neue Fistelbildung. Doch es fühlte sich anders an. Sah anders aus. Der blaue Fleck schmerzte bei der leichtesten Berührung.

Dies sagte ich dem Stationsarzt.

In den nächsten Tagen wurde der Fleck immer schmerzhafter. Ich konnte den Druck der Basisplatte kaum ertragen.

Die Basisplatte wechselte ich häufiger als eigentlich nötig, um den Fleck beobachten zu können. Der fünfmarkstückgroße Fleck entwickelte eine Wölbung, und wenn ich leicht darauf drückte, sah ich etwas hell durchschimmern.

Erneut vermuteten die Ärzte eine sich neu bildende Fistel. Wiederholt äußerte ich mich gegenteilig. Nicht die leiseste Ahnung habend, was dieser grausame Spuk bedeutete, war ich mir absolut sicher, es nicht mit einer Fistel zu tun zu haben.

„Eine Fistel fühlt sich anders an", beteuerte ich beharrlich.

Tage darauf, als ich vor Schmerzen kaum noch aufrecht gehen konnte und ins Bad gehen wollte, hörte der stechende, bohrende Schmerz schlagartig auf.

Im selben Augenblick spürte ich eine warme Flüssigkeit unter der Basisplatte herausquellen.

Im Bad sah ich schon die feuchte Stelle an meiner Bluse. Ich entfernte vorsichtig die Platte und sah entsetzt eine tiefe, zerfurchte, nässende Wunde mit einem bläulichen Rand.

Ich klingelte nach einer Schwester und säuberte die Wunde von dem übel riechenden Sekret.

Als ich der Schwester die Wunde zeigte, rief sie den Stationsarzt hinzu.

Nach einer Fistel sah es nun wirklich nicht mehr aus, doch der Arzt war ratlos und gab dies unumwunden zu.

Es war schon früher Abend und der Nachtdienst hatte begonnen. Mein Lieblingsarzt, der inzwischen zum Oberarzt aufstieg, war nicht mehr im Haus und so erfuhr ich an diesem Tag nicht, was es mit dieser komischen Wunde auf sich hatte.

Der junge Stationsarzt trat erst kurz zuvor die Stelle in der Klinik an, um dort die Ausbildung zum Gastroenterologen zu machen.

Obwohl mich Mark bei einem Telefongespräch etwas beruhigen konnte, schlief ich in dieser Nacht kaum.

Meine Basisplatte hielt wieder nicht und ich wechselte sie mehrmals. Die Wunde sonderte ständig unangenehm riechendes Sekret ab.

Die Schmerzen beim Plattenwechsel konnte ich kaum noch ertragen und ich schlurfte schließlich in gekrümmter Haltung durch die Flure der Klinik zum Schwesternzimmer, um mir ein Schmerzmittel zu holen.

Glücklicherweise war Anna zum Nachtdienst eingeteilt. Eine Schwester, die ich schon seit etlichen Jahren kannte. Sie telefonierte mit dem diensthabenden Arzt, und nachdem er kurz nach mir sah, verordnete er mir Temgesic® sublingual. Ein Opiat.

Sofort legte ich die kleine Tablette unter die Zunge und hoffte auf eine schnelle Wirkung.

Tatsächlich konnte ich gegen vier Uhr endlich einschlafen.

Noch vor dem Frühstück ging ich hinunter zu der Stoma-Therapeutin Erika und bat um etwas hautfreundliche Folie. Ich erklärte ihr, wozu ich die Folie brauchte und sie empfahl mir, zunächst nicht zum Frühstück zu gehen.

Erika bat den Oberarzt um einen Termin und kurz darauf ging ich mit ihr ins Untersuchungszimmer.

Erika entfernte so vorsichtig, wie es möglich war, die Basisplatte, und als sie die Wunde sah, bemerkte ich, Tränen in ihren Augen.

Ich erschrak sehr, denn ich ahnte, dass dies nichts Gutes bedeutete. Uns verband inzwischen eine enge Freundschaft und ich sagte:

„Na, sag schon, was ist das?“

Erika sah mich kopfschüttelnd und traurig an.

In diesem Augenblick kam der Oberarzt in das Zimmer.

Nach einer kurzen Begrüßung trat er an den Untersuchungstisch, auf dem ich lag, und sah sich meine merkwürdige Wunde an.

Ungeduldig fragte ich auch ihn: „Was habe ich?“

„Ich fürchte, du hast ein Pyoderma gangraenosum“, antwortete er.

Nun stiegen auch mir die Tränen in die Augen.

Ich brauchte keine weiteren Erklärungen, denn ich lernte ein Jahr zuvor Sven in der Klinik kennen.

Auch ein MC Patient, bei dem sich die gleiche unangenehme Hautkrankheit entwickelte.

Ich wusste, dass ein Pyoderma gangraenosum nur schwer zu behandeln war. Sven hielt sich damals wochenlang in der Klinik auf. Als er schließlich entlassen wurde, war sein PG immer noch nicht vollständig abgeheilt.

Liebe Leser,

bevor Sie weiterlesen, möchte ich noch einmal darauf hinweisen, dass ich einen sehr schwierigen Verlauf des MC habe!

Ein PG ist außerordentlich selten eine Begleiterkrankung bei Morbus Crohn sowie Colitis Ulcerosa!

Daher BITTE nicht in Panik ausbrechen!

Definition:

Das Pyoderma gangraenosum (PG) ist ein chronisches herdförmiges Hautgeschwür unbekannter Ursache.

Die Folge: irreversible tiefe Gewebsdefekte.

Typisch sind nach der Abheilung atrophe hyper- und hypopigmentierte Narben. Die Krankheit kommt weltweit vor, tritt meist im Erwachsenenalter auf und tritt bei Frauen und Männern gleich häufig auf.

Wahrscheinlich sind die Geschwüre durch eine Vaskulitis, also eine generalisierte Gefäßentzündung verursacht.

Insgesamt ist das PG äußerst selten. Wahrscheinlich gibt es nur zwei bis drei Fälle pro Jahr und pro 1 Million Einwohner.

In 20-70 % aller Fälle liegt aber eine Beziehung zu inneren Erkrankungen vor.

Ärzte haben oft Schwierigkeiten, die richtige Diagnose frühzeitig zu stellen.

Bei der Geschwürbildung treten oft zunächst sterile eitrige Pusteln auf. Die Geschwüre können sehr schmerzhaft sein. Sie sind scharf begrenzt und haben oft erhabene violette Ränder. Die Bezeichnung "Pyoderma" = "eitrige Haut" ist irreführend, da die Ursache nicht infektiös ist.

Therapiemaßnahmen:

Leider existiert auch heute keine einheitliche und unter Ärzten allgemein akzeptierte Therapie des Pyoderma gangraenosum.

An der Wunde sollte nicht zu viel "herumgedoktert" werden.

Also: keine aggressiven Maßnahmen!

Wichtig sind die richtigen granulationsfördernden Verbände.

Mittel der ersten Wahl sind Cortison-haltige Medikamente (z. B. Prednison). Weiterhin können sogenannnte Immunsuppressiva eingesetzt werden. Erfolg versprechend ist vor allem Cyclosporin A. Dieses Medikament kann auch nebenwirkungsärmer, zur Lokalbehandlung eingesetzt werden.

Seit einigen Jahren wird auch der Antikörper Infliximab als Infusionsbehandlung eingesetzt.

Dank Marks liebevoller Fürsorge erholte ich mich schnell von dem Schock der unerfreulichen Nachricht.

Immunsuppressiva (Wirkstoff: Atzathoprin z.B. Imurek®) war ohnehin seit Jahren eine Dauermedikation bei mir. Das PG entwickelte sich unter diesem Mittel.

Infliximab (Remicade ®) bekam ich schon einmal wegen meiner Fisteln. Ich wusste zwar, ich vertrug das Mittel, hatte aber noch allzu gut in Erinnerung, dass die Wirkung bei mir nur sehr kurz anhielt.

Cyclosporin lehnte ich ab. Sven bekam dieses Mittel wochenlang unter die Haut gespritzt mit sehr mäßigem Erfolg.

In Absprache meines hochgeschätzten Oberarztes und des Chefs der Klinik entschied ich mich für Alginatverbände (Algen). Dadurch sollte die Granulation der Wunde gefördert werden.

Das Zeug sah aus wie Hanf oder Watte. Der Größe der Wunde entsprechend konnte ich ein Stück davon abreißen und in die nässende Wunde hineinlegen.

Darüber klebte ich eine dünne Folie und darauf die eigentliche Basisplatte.

Ja nach Anzahl und Größe der Geschwüre hielt die Versorgung mehr oder weniger.

Meist bekam ich es irgendwie hin, für einige Stunden „dicht" zu bleiben.

Am 27.03.01 verließ ich die Klinik. Im Entlassungsbericht las ich folgenden Satz: Frau C. war verständlicherweise durch die jetzt erneute Problematik mit Pyoderma gangraenosum psychisch erheblich belastet.

Wieder daheim lernte ich mit Marks Hilfe, mit dem PG umzugehen.

Es gab Tage, an denen ich weinend unter der Dusche stand, während ich vorsichtig die Wunde ausduschte.

Manchmal merkte ich, wie das übel riechende Sekret unter der Basisplatte hervorquoll und meine Kleidung beschmutzte. In diesen peinlichen Situationen verfluchte ich das PG.

Dessen ungeachtet waren die meisten Tage „gute Tage".

Mark und ich unternahmen sehr viel zusammen und langsam kam meine Selbstsicherheit zurück.

Zudem stand mein kleiner auserlesener Freundeskreis hinter mir.

Die Freunde und Freundinnen, die ich durch meine Klinikaufenthalte kennenlernte und die in Deutschland verstreut lebten, besuchten mich regelmäßig oder ich fuhr zu ihnen. Überdies telefonierten wir häufig miteinander.

Mein Cröhnchen verhielt sich in dieser Zeit relativ ruhig.

Der Gesundheitszustand meines Vaters wurde jedoch kontinuierlich schlechter. Die Abstände seiner Krankenhausaufenthalte wurden kürzer.

Viele Nächte, wenn ich den Schein der Wohnzimmerlampe meiner Eltern von meiner Wohnung aus sah, schlich ich mich das Treppenhaus hinunter und sah nach meinem Vater.

Meist saß er schlaflos und nach Atem ringend in seinem Sessel und das TV lief.

Sobald er mich im Türrahmen sah, entdeckte ich ein Leuchten in seinen Augen. Ich setzte mich zu ihm auf die Couch und wir führten endlose Gespräche.

Ich fühlte, dass mein Papa noch einmal alles mit mir bereden wollte.

Ich fragte ihn unzählige Dinge, die mich beschäftigten und mein Papa hatte auf alles eine Antwort.

Ende 2002 wurde der Gesundheitszustand meines Papas äußerst kritisch. Im Krankenhaus sagte mir sein behandelnder Arzt, ich müsse in der nächsten Zeit mit dem Schlimmsten rechnen.

Wir beschlossen, meinen geliebten Papa nach Hause zu holen. Er sollte nicht im Krankenhaus sterben.

Die letzten Wochen seines Lebens bekam er Morphin.

Manchmal fantasierte er. Erzählte von schrecklichen Erlebnissen aus dem Krieg.

Niemals zuvor hatte er mir etwas aus diesem unerfreulichen Abschnitt seines Lebens erzählt.

Doch nun kamen diese grässlichen Geschehen, die er so lange vor mir verbarg, aus seinem Unterbewusstsein gekrochen und sprudelten aus ihm hinaus.

In einem lichten klaren Moment sagte mein Vater zu mir: „In einem Krieg gibt es nur Verlierer."

Im Frühjahr 2003 verstarb mein geliebter Papa.

Während der Zeit, als wir meinen Vater rund um die Uhr pflegten, verhielten sich mein Morbus Crohn sowie mein Pyoderma gangraenosum ruhig. Es war, als ob eine höhere Macht mir half, diese Zeit zu überstehen.

Nach der Beerdigung verschlechterte sich mein PG rasend schnell. Es breitete sich unter der gesamten Basisplatte aus. Eine Fistel bildete sich direkt neben dem Stoma und förderte Stuhl. Am 23.04.2003 wurde ich in die Klinik nach Bad Hersfeld eingewiesen. Unter 60 mg Cortison und weiterhin Azathioprin heilte das PG etwas ab. Eine AHB folgte. Das PG bildete sich während des Klinikaufenthaltes um die Hälfte zurück.
Am 04.06.2003 wurde ich aus der Klinik entlassen. Auch in dieser Zeit war mir Mark eine große Stütze.

Die langen Gespräche, die ich jeden Abend am Telefon mir ihm führte sowie seine zahlreichen Besuche gaben mir Kraft.

Von 2003 – 2010 blieb mein Morbus Crohn relativ stabil.

Weiterhin nahm ich Cortison 20 mg. Ich erkaufte mir damit ein relativ gutes gesundheitliches Wohlbefinden.

Dazu Kalzium und Vitamin D.

Azathioprin gehörte nach wie vor zu meiner Dauermedikation.

War die Fistel nah an meinem Stoma besonders aktiv, wurden Ciprobay® und Clont® zusätzlich verordnet.

Die Abstände der ambulanten Termine, bei Prof. XXXX, im Leverkusener Klinikum wurden immer größer.

Operiert wurde ich nicht mehr.

Nach Bad Hersfeld in die Klinik für Verdauungskrankheiten fuhr ich weiterhin. Die Klinik, mit ihren kompetenten Ärzten blieb mein „Rettungsanker", wenn mein MC oder das PG mich ärgerten.

Als Humira® (Adalimumap), ein ähnliches, weiterentwickeltes Mittel wie Remicade ® (Infliximab), in Deutschland im Rahmen einer Studie zugelassen wurde, versuchte ich, mein PG damit loszuwerden.

Ich fuhr nach Hersfeld und bekam es in der Klinik injiziert.

Leider erfolglos.

Caroline, meine langjährige Hausärztin und Freundin, ging

in den wohlverdienten Ruhestand.

Mein Pyoderma gangraenosum begleitete mich bis Sommer 2010, breitete sich jedoch niemals wieder so stark aus wie kurz nach der Beerdigung meines Vaters.

Meine „neue“ Hausärztin verordnete neben der Schulmedizin auch homöopathische Mittel. Ich fragte sie spontan, ob sie nicht irgendein „Kräuterchen“ gegen mein PG habe.

Sie rezeptierte mir ®Calendula – Komplex – Hanosan.

Zunächst nahm ich 3x am Tag 10 Tropfen.

Mein Pyoderma gangraenosum verschwand innerhalb von zwei Wochen!

Für mich ein großes Wunder nach all den Jahren.

Ich kann leider nicht sagen, ob dieses Mittel nur mir oder auch anderen Betroffenen hilft.

Fakt ist: Als ich Calendula einmal für 3 Wochen absetzte, kam mein PG zurück.

Heute nehme ich nur noch 10 Tropfen morgens.

Ich konsultierte all die Jahre zusätzlich etliche Heilpraktiker. Allerdings verzichtete ich niemals auf die Schulmedizin. Stets blieb ich auf der Suche nach Wegen zur Besserung meiner Lebensqualität.

Die Ursache von Morbus Crohn ist leider immer noch nicht bekannt.

Inzwischen denkt kaum jemand noch an eine psychische Erkrankung bei Morbus Crohn.

Ich bin jedoch davon überzeugt, dass psychische Belastungen Schübe auslösen können!

In meinem Fall sind es heute nur noch Geschehnisse, die ich nicht beeinflussen kann, die sich negativ auf meinen MC auswirken.

Beispielsweise der Tod eines geliebten Menschen.

Mein MC hat mich sicherlich maßgeblich geprägt.

Immer noch würde ich vieles tun, um diese Krankheit loszuwerden, doch mein Cröhnchen hat mich auch vieles gelehrt.

Ohne MC wäre meine Entwicklung sicherlich etwas anders gelaufen, doch ich mag mich heute so, wie ich bin.

Medikation 2011: Calendula® – Komplex – Hanosan, 10 Tropfen täglich.

Keine weiteren Medikamente!!!

Ich bin körperlich nicht so fit wie gleichaltrige gesunde Menschen, doch ich bin glücklich und zufrieden.

Mit nichts und niemandem möchte ich tauschen.

Alles ist gut so, wie es ist.

Ich bin, wie ich bin …